## 权威·前沿·原创

皮书系列为
"十二五""十三五""十四五"时期国家重点出版物出版专项规划项目

U0218531

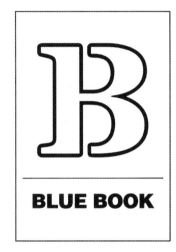

BLUE BOOK

智 库 成 果 出 版 与 传 播 平 台

中医文化蓝皮书
**BLUE BOOK** OF TCM CULTURE

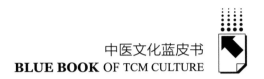

# 中国中医药发展报告
## （2022~2023）

### REPORT ON THE DEVELOPMENT OF TCM IN CHINA
### (2022-2023)

主　编／李瑞锋
副主编／侯胜田

社会科学文献出版社
SOCIAL SCIENCES ACADEMIC PRESS (CHINA)

图书在版编目（CIP）数据

中国中医药发展报告 . 2022-2023 / 李瑞锋主编；
侯胜田副主编.--北京：社会科学文献出版社，2024.4
（中医文化蓝皮书）
ISBN 978-7-5228-3393-4

Ⅰ.①中… Ⅱ.①李… ②侯… Ⅲ.①中国医药学-
文化传播-研究报告-中国-2022-2023②中国医药学-产
业发展-研究报告-中国-2022-2023 Ⅳ.①R2-05
②F426.77

中国国家版本馆 CIP 数据核字（2024）第 058038 号

中医文化蓝皮书
中国中医药发展报告（2022~2023）

主　　编／李瑞锋
副 主 编／侯胜田

出 版 人／冀祥德
责任编辑／陈　颖
责任印制／王京美

出　　版／社会科学文献出版社·皮书分社（010）59367127
　　　　　地址：北京市北三环中路甲 29 号院华龙大厦　邮编：100029
　　　　　网址：www. ssap. com. cn
发　　行／社会科学文献出版社（010）59367028
印　　装／天津千鹤文化传播有限公司

规　　格／开　本：787mm×1092mm　1/16
　　　　　印　张：18.5　字　数：206 千字
版　　次／2024 年 4 月第 1 版　2024 年 4 月第 1 次印刷
书　　号／ISBN 978-7-5228-3393-4
定　　价／158.00 元

读者服务电话：4008918866

# 主编简介

李瑞锋　教授，博士生导师，北京中医药大学管理学院院长，中华中医药学会人文与管理科学分会副主任委员兼秘书长，中华预防医学会卫生事业管理分会常务委员，中国卫生经济学会理事。国家一流本科专业公共事业管理专业负责人，国家中医药综合改革示范区专家咨询委员会专家，《中国卫生质量管理》杂志编委。主持国家级、省部级课题多项，涉及中医药政策与管理、基层医疗卫生改革等领域。主编、副主编学术专著5部，发表国内外学术论文及媒体文章多篇，获得北京市第十七届哲学社会科学优秀成果奖二等奖1项。

# 摘　要

随着居民健康意识的不断增强、健康素养的不断提升，居民对中医药的需求不断增加，特别是在预防保健以及慢性病管理等方面，中医药因其"简、便、验、廉"的独特优势而受到广泛的欢迎。近年来，中医药在重大疫情防控中发挥的独特作用也让越来越多人关注和认可中医药，在疾病预防、治疗和康复过程中，中医药可以与西医药优势互补、相互促进，共同维护和增进民众健康。党的十八大以来，党和政府一直高度重视中医药发展，出台了《"十四五"中医药发展规划》《中共中央 国务院关于促进中医药传承创新发展的意见》《国务院办公厅印发关于加快中医药特色发展若干政策措施的通知》等重要文件，充分发挥中医药特色优势已成为中国特色卫生健康事业的重要特征。

随着科技的不断进步、医药卫生体制改革的不断深入，中医药也在改革中不断创新发展。在提升中医医疗卫生服务质量与发展方面，国家和地方积极探索中医医院高质量发展路径，改革中医医保支付方式，结合国家总体发展规划和技术发展趋势，推进智慧医疗、智慧服务、智慧管理"三位一体"的智慧中医医院建设，发展互联网医疗，积累了丰富的实践经验。在中医药产业发展方面，产业链上下游也正在不断加强合作，实现资源共享，加强中医药产业品牌建设、产业基地建设，推动整个产业的集群发展与优化升级。在中医药文化传承与发展方面，"十四五"以来，中医药文化建设被纳入中华优秀传统文化传承发展工程的总体布局，并在重点项目中新增中医药文化弘扬工程，各地方结合发展实践，制定了一系列传承和发展措施。

2022~2023年，中医药在医疗改革与服务发展、产业和文化传播等方面取得显著进展，为了系统总结中医药事业产业发展现状和存在的问题，既突出中医药的优势和贡献，同时也看到行业发展面临的困难与挑战，北京中医药大学在连续编辑出版6部"中医文化蓝皮书"的基础上，以2022~2023年中医药领域的高质量发展情况为焦点，通过实地调查、问卷调研、统计分析、文献整理、案例分析等研究方法，全面梳理和深入分析该领域的重要议题。此系列研究工作的目的是推动中医药实现高质量、可持续发展，并推动中医药更好地服务健康中国战略。

本书总报告详细呈现了中医药高质量发展的整体态势，以实地调研数据分析呈现中医药发展的亮点和问题，客观反映居民对中医药发展的认知与评价。分报告包括中医医疗改革与服务发展篇、中医药产业发展篇以及中医药文化传播篇。中医医疗改革与服务发展篇关注中医领域特色改革做法、互联网医疗等服务发展的地方案例，研究结果表明支付方式改革的多样性助推了中医医院高质量发展，将DRG支付改革精准融入医院运营管理是下一阶段的重点工作方向。在全面提升中医药信息化水平的背景下，中医互联网医疗服务的应用场景还有待优化，居民对互联网医疗的认知、使用和信赖度均有待提升，互联网中医医院信息服务发展存在的一些问题需要解决。中医药产业发展篇研究表明中医药产业具有巨大的发展潜力和市场空间，但仍存在中医药康养旅游整体发展碎片化、同质化的问题。中医药产业在东、中、西部存在区域间发展不均衡问题，其中西部和中部地区在中医药资源上表现较好，东部地区在中医药生产与销售上有明显优势。中医药文化传播篇指出中医药文化传播跃上发展新台阶，且中医药文化传播不断涌现新主体、新内容、新形式，但目前仍存在中医药文化传播内容质量参差不齐、还未实现有效传播的问题，需要通过影响中医药主流舆论来全方位提升中医药文化传播效能。

本书所呈现的研究报告一方面能客观展示中医药在不断前行的道路上取得的显著成就，另一方面能引发全社会对中医药的关注，在中医药未来发展中，更好地凝聚政府机构、产业界、学术界以及广大民众力量，共同促进中医药的蓬勃发展，为人类健康事业作出更大的贡献。

**关键词：** 中医药 高质量发展 中医药产业 中医药文化

# 目 录 ⓑ

## Ⅰ 总报告

## Ⅱ 中医医疗改革与服务发展篇

## Ⅲ 中医药产业发展篇

## Ⅳ 中医药文化传播篇

皮书数据库阅读 **使用指南**

# 总报告 Ɫ

General Report

# B.1

# 2022~2023年中医药高质量发展
# 现状及展望

总报告课题组 *

**摘　要：**　本研究围绕中医药高质量发展的内涵，从结构优化、方式转变、协同整合、要素支撑、改革创新以及文化引领等方面系统阐述中医药高质量发展的现状和取得的成效。采用调查研究法，抽取全国范围共计448名居民开展关于中医药高质量发展的认知与评价的问卷调查，通过数据结果客观反映居民对中医药发展的认识与

* 执笔人：李瑞锋，博士，北京中医药大学管理学院教授，主要研究方向为中医药政策与管理；王鸿蕴，北京中医药大学管理学院助理研究员，主要研究方向为中医药政策与管理；周亮茹，博士，北京中医药大学管理学院讲师，主要研究方向为药物经济学评价；向若君，北京中医药大学中医学院在读博士，主要研究方向为中医药政策。

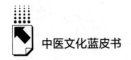

期望，更准确地把握中医药行业的发展趋势和行业需求变化。研究结果表明：居民对中医药服务水平和质量的认知与期待都与人才队伍建设和培养紧密结合，中医药人才队伍建设是影响中医药发展的重要因素。同时，中医智慧化诊疗设备普及度有待提升，中医药文化与信息传播有待加强。结合调查结果，为精准满足居民的中医药服务需求和期望，本研究提出持续加强中医药人才队伍建设，总结改革发展经验，出台全国中医医保支付方式改革实施方案，同时，政企联动促进中医药高质量发展，巩固提升公众对中医药发展的认可度等建议。

**关键词：** 中医药　高质量发展　居民认知与评价

# 一　2022～2023年中医药高质量发展总体形势

2022～2023年是全国新型冠状病毒感染的肺炎疫情防控从防感染转向保健康、防重症的调整时期，中医药不仅在疫情防控过程中发挥了重要作用，也在经济社会发展中发挥着重要作用，加快推动中医药高质量发展是全面建设社会主义现代化国家的重要任务，也是促进中医药传承创新发展的关键环节。2022～2023年，中医药领域在党的十八大以来出台一系列政策的基础上又制定了许多新的政策，2021年12月，国家中医药管理局、推进"一带一路"建设工作领导小组办公室出台《推进中医药高质量融入共建"一带一路"发展规划（2021—2025年）》，2022年3月，国务院办公厅印发

《"十四五"中医药发展规划》，2022 年 6 月，国家中医药管理局、教育部等 4 部门联合印发《关于加强新时代中医药人才工作的意见》，2022 年 11 月，国家中医药管理局印发《"十四五"中医药信息化发展规划》，2023 年 2 月，国务院办公厅印发《中医药振兴发展重大工程实施方案》，中医药政策体系不断完善。为了全面促进中医药振兴发展，国家有关部门实施一系列重大工程、重要改革，2022 年通过中央转移支付安排 35.63 亿元①，重点支持中医药人才培养、中医紧急医学救援队伍建设、基层中医馆建设、国家中医优势专科建设、中药炮制技术传承基地建设等，通过部门预算新增安排 1.23 亿元，重点支持中医药数字便民和综合统计体系建设、人才队伍建设②。

党的十九大报告中首次提出"我国经济已由高速增长阶段转向高质量发展阶段"，并强调"高质量发展是全面建设社会主义现代化国家的首要任务"。中医药高质量发展是我国经济社会高质量发展的重要组成部分，目前已经取得明显成效，主要体现在以下几个方面。

## （一）结构优化：优质高效中医药服务体系建设取得成效

中医药服务体系不断完善，中医药服务能力和可及性明显增强。截至 2022 年底，全国中医类医疗卫生机构总数达到 80319 个，

---

① 国家中医药管理局：《关于 2022 年度中央对地方转移支付中医药资金整体绩效自评结果的通报》，2023 年 9 月 19 日，http://www.natcm.gov.cn/guicaisi/gongzuodongtai/2023-09-19/31942.html。

② 罗乃莹：《绘制蓝图，规划引领中医药"基建"》，《中国中医药报》2022 年 10 月 14 日。

县级中医医疗机构的覆盖率达到 87.78%，中医类医疗卫生机构床位 158.7 万张。全国中医药卫生人员总数达到 91.9 万人，其中，中医类别执业（助理）医师 76.4 万人，中药师（士）13.9 万人，见习中医师 1.6 万人。中医类医疗卫生机构总诊疗量为 12.3 亿人次，较 2021 年增加了 0.2 亿人次[①]，2023 年总诊疗量预计达 12.8亿人次，稳中有增[②]。

然而，在中医医疗资源方面，依然存在优质中医医疗资源总量不足、区域布局不均衡及基层中医药发展薄弱等问题。在高质量发展的大背景下，国家近两年积极推进优质高效中医药服务体系建设，通过推进国家中医医学中心、国家区域中医医疗中心、国家中医药传承创新中心、中医特色重点医院建设，实现优质医疗资源扩容和下沉。截至 2023 年底，我国已将 14 个中医医院纳入国家医学中心创建单位，布局建设 27 个中医类国家区域医疗中心[③]。2021年，为了加强中医类医院基础建设与发展，中央财政支持 250 个国家中医优势专科建设，将 138 所中医医院纳入中医特色重点医院项目建设储备库，以中医特色突出、临床疗效显著的专科专病为核心，做优做强中医优势专科，以名医、名科、名药带动医院特色发展。在加强基层中医药发展方面，10 部门联合印发《基层中医药服务能力提升工程"十四五"行动计划》，该行动计划支持 9500

---

① 国家卫生健康委员会规划发展与信息化司：《2022 年我国卫生健康事业发展统计公报》，2023 年 10 月 12 日，http://www.nhc.gov.cn/guihuaxxs/s3585u/202309/6707c48f2a2b420fb fb739c393fcca92.shtml。

② 杨彦帆：《中医药服务体系建设取得积极进展》，《人民日报》2024 年 1 月 24 日。

③ 田晓航：《我国努力让更多群众看上好中医》，新华网，2024 年 1 月 22 日，http://www.xinhuanet.com/politics/20240122/d3ad1492c9f74a1993290f661ee5b8cc/c.html。

个基层中医馆建设，截至 2023 年，全国已建成 4 万多个基层中医馆，23 个省份中医馆基本实现全覆盖①。2023 年 7 月，国家中医药管理局综合司和国家卫生健康委办公厅联合印发《社区卫生服务中心 乡镇卫生院中医馆服务能力提升建设标准》《社区卫生服务站 村卫生室中医阁建设标准》，指导并推动有条件的地方建设一批具有示范引领作用的基层医疗卫生机构，如中医馆、中医阁，提升基层中医药服务能力，让居民便捷地享有中医药服务。国家中医药管理局综合司、国家卫生健康委办公厅、教育部办公厅和人力资源社会保障部办公厅联合印发《关于深化中医馆建设 加强中医医师配备的通知》，要求到 2025 年，实现全部社区卫生服务中心和乡镇卫生院设置中医馆、配备中医医师。截至 2022 年，有 99.5%的社区卫生服务中心和 99.4%的乡镇卫生院能够提供中医服务②。北京市提出所有社区卫生服务中心应开设中医症状门诊，建设社区中医症状门诊，旨在以症状为切入点，为居民提供更方便、精准、系统的诊疗服务。上海市还提出把"社区中医药服务主阵地"目标纳入"为民办实事"项目以及"民心工程"新三年行动计划。国家中医药管理局印发《县级中医医院"两专科一中心"项目建设管理办法》，2023 年提出支持 440 个县级中医医院建设"两专科一中心"。

## （二）方式转变：中医药服务模式和发展方式发生转变

《"健康中国 2030"规划纲要》提出，要努力实现从以治病为

---

① 陆烨鑫：《2023 年中医药十大新闻》，《中国中医药报》2024 年 1 月 22 日。

② 规划发展与信息化司：《2022 年我国卫生健康事业发展统计公报》，2023 年 10 月 12 日，http://www.nhc.gov.cn/guihuaxxs/s3585u/202309/6707c48f2a2b420fbfb739c393fcca92.shtml。

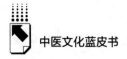

中心向以健康为中心的转变。在这样的政策背景下，中医药更加注重治未病、疾病治疗和康复的一体化服务，注重医防融合，更能充分体现中医药的特色优势。早在 2007 年国家就启动实施治未病工程，二级及以上公立中医医院都要求建设治未病科。《中医药发展战略规划纲要（2016—2030 年）》提出实施中医治未病健康工程，加强中医医院治未病科室建设，鼓励利用中医理论、中医诊疗技术为群众提供中医健康咨询评估、干预调理、慢病随访管理等治未病服务，不断强化中医治未病在疾病预防中的作用。

随着医改的不断深化，取消药品耗材加成、实施药品集中招标带量采购、推行按病种组合支付（DRG，DIP）、以质量为导向的公立医院绩效考核等一系列政策的全面实施，公立中医医院的运行模式正经历着重要的转变。在一系列政策环境下，一些医院积极响应，通过加强运营管理、绩效管理，实现更为精细化的运作模式，医院的运营效益显著提升。2022 年，国家中医药管理局发布《三级公立中医医院绩效考核指标》并修订形成《国家三级公立中医医院绩效考核操作手册（2022 版）》，旨在确保公立中医医院实施绩效考核工作的规范化、标准化、同质化，深化中医医院改革，推动现代医院管理制度的建设，加强和完善公立中医医院的管理。以 2022 年度国家三级公立中医医院绩效考核成绩中排名第一的上海中医药大学附属曙光医院为例，该医院自 2013 年起实施以"九星评估法"为核心的内部绩效考核体系，成功发挥了绩效考核在推动医院发展中的促进作用，使医院更好地适应新的政策背景。

在中医药服务模式和发展方式转变的背景下，未来需要进一步整合优化和高效利用中医医疗资源，既发挥好中医药"简、便、验、廉"的优势，又发挥好中医药在"治未病"、疾病治疗、康复三个环节的优势，促进城市公立中医医院高质量发展和基层中医药服务公平可及，更好地满足群众就医需求。

（三）协同整合：中医药内部不同维度以及中医药与其他领域协同发展取得进展

中医药除了事业发展还应关注产业发展，中医药产业链较长，包括一、二、三产业，其中，中医药大健康产业近年来得到更快的发展，中医药与健康旅游、森林康养、体育等业态深度融合，以中医药为核心的产业链格局已经初步形成，中医药事业与产业协同融合发展非常重要。中医药除了医疗还涉及保健、教育、科技、文化、产业等领域，这几个方面的协同发展对于中医药高质量发展具有重要意义。近两年，中药材种植和流通市场等产业发展较快，但是中药材种植方式以及中药材质量仍然是影响中医药发展的突出问题。中药审批政策近两年也作出较大的调整和优化，国家药监局发布《中药注册管理专门规定》，强化"以临床价值为导向、重视人用经验、全过程质量控制"等研制理念，加快构建"三结合"的中药审评证据体系，促进中医药独特的评价方法与体系的建立，这更加有利于促进中药新药研发，促进中药制造业的发展。此外，中医药教育、科技、文化、产业等领域也都在政策支持下得到进一步发展。

中西医结合、中西医协同得到进一步发展。中西医结合是一种医学理念和实践的融合。新冠疫情防控期再次证明中西医协同的重要价值，通过中西药并用、联合会诊、联合查房等方式发挥协同作用，不断完善协作机制，建立起中西医结合服务模式，在全国很多地方应对新冠疫情过程中中西医结合都充分发挥了重要的作用。为了进一步推动中西医结合发展，启动实施中西医协同"旗舰"医院建设项目，多部门联合印发《中西医协同"旗舰"医院建设试点项目储备库和试点单位名单》，完善中西医结合的协同发展机制及跨学科诊疗体系，将联合查房和会诊等方案纳入医院章程和医院制度体系。

2023 年，持续推进 62 个中西医协同"旗舰"医院建设[①]。同时，全国启动了中西医协同"旗舰"科室遴选和建设工作，计划建设"旗舰"科室约 500 个[②]。通过改善中西医结合的硬件支持条件，建立中西医结合临床研究平台和跨学科团队，创新医疗模式，推动中医和西医的合作，实现双方的优势互补。

### （四）要素支撑：中医药发展的要素支撑作用不断凸显

科技、人才、信息等要素资源对推动中医药发展的作用不断凸显。科技是第一生产力，近两年不断完善中医药科技创新体系，加强科技创新平台和评价机制建设，完成 50 个中医治疗优势病种、52 个中西医结合诊疗方案、100 项适宜技术、100 个疗效独特中药品种等遴选与发布[③]，把说明白、讲清楚中医药疗效作为科技创新的重点，不断加强中医药疗效研究阐释，2022 年中华中医药学会发布年度中医药十大学术进展，加快推进中医药现代化。广东省注

---

① 田晓航：《我国努力让更多群众看上好中医》，新华网，2024 年 1 月 22 日，http://www.xinhuanet.com/politics/20240122/d3ad1492c9f74a1993290f661ee5b8cc/c.html。

② 陆烨鑫：《2023 年中医药十大新闻》，《中国中医药报》2024 年 1 月 22 日。

③ 陆烨鑫：《2023 年中医药十大新闻》，《中国中医药报》2024 年 1 月 22 日。

重科技创新平台建设，不断推动中医药创新发展。中医药人才是中医药发展的第一资源，近年来，国家不断改革和完善中医药人才培养模式，医教协同深化中医药教育改革取得新进展，实施中医药特色人才培养工程（岐黄工程），启动新时代西医学习中医优秀人才培养项目，不断夯实人才对中医药发展的支撑作用。江西省注重通过人才发展创新平台建设，不断推进中医药人才队伍建设。上海市积极推进综合医院中西医结合人才培养制度化建设。信息和数据已经成为促进经济社会发展的重要资源，信息化、数字技术、大数据、人工智能的发展，对推动中医药发展具有重要作用，中医远程诊疗、互联网医疗等新模式也逐渐形成。浙江省注重数字技术对中医药发展的促进作用，"中医处方一件事"改革于2022年初全面启动，在全省范围规范中医病证、中药饮片数字编码。

## （五）改革创新：中医药发展的动能和活力得到激发

随着医改的不断深入，中医药也在不断进行改革探索，其中，国家中医药综合改革示范区建设发挥了改革示范作用，目的是破除中医药发展的体制机制障碍，不断进行制度创新，完善体制机制。各地积极探索中医医保支付方式改革，在控费的同时，激发中医医院加强运营管理，提升服务质量，进一步发挥中医药特色优势。截至2023年，23个省份出台医保支持中医药发展的有关文件，22个省份共有178个中医优势病种按病种付费①。以柳州市中医院为例，实施中医优势病种按病种分值付费的医保支付方式改革后，中

---

① 陆烨鑫：《2023年中医药十大新闻》，《中国中医药报》2024年1月22日。

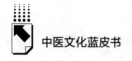

医优势病种的服务可及性逐步提高，中医治疗在控制药费和检查费用的支出增长方面表现较好，患者体验得到改善，医疗安全和质量也得到保障。上海中医药大学附属龙华医院在中医优势病种的单病种收费实施后，以临床疗效为目标，实现中西医同质同价，激励临床充分发挥中医的优势，有效提高了临床医疗资源利用率及服务质量，同时降低了医疗成本，实现了医院和患者的双赢。同时，在医疗服务项目改革方面，41 个中医项目被纳入《全国医疗服务项目技术规范（2023 年版）》，比上一版本增长了 22.8%。针对过去院内制剂只能在本院内部使用的局限，相关政策逐步优化，为院内制剂在不同医院流转和区域共享提供了保障。

（六）文化引领：中医药文化的引领作用持续发挥

中医药文化作为我国优秀传统文化的典型代表，是国家文化软实力的有力体现，也是中医药传承发展的重要根基，为此，《"十四五"文化发展规划》提出要挖掘、传承和弘扬中医药文化。根据《"十四五"文化发展规划》，国家中医药管理局、中央宣传部、教育部、国家卫生健康委、国家广电总局联合印发的《中医药文化传播行动实施方案（2021—2025 年）》提出要推动中医药文化更进一步融入群众生产生活。国家中医药管理局等 8 部门联合印发《"十四五"中医药文化弘扬工程实施方案》，启动实施中医药文化弘扬工程，加快中医药文化创造性转化、创新性发展，中医药文化弘扬工程也被列入中华优秀传统文化传承发展工程"十四五"重点项目。2023 年 12 月，国家中医药管理局与中央广播电视总台联合推出的大型文化节目《中国中医药大会》顺利开播。各地通过多种方式积极传播中医药文化，包括中医药进校园等。同时，中医药国际传播也取得了积极成果，中医药高质量融入共建"一带一路"发展，国家中医药管理局和推进"一带一路"建设工作领导小组办公室联合印发了《推进中医药高质量融入共建"一带一路"发展规划（2021—2025年）》，提出了在"十四五"期间加大对中医药海外中心、中医药国际标准、中医药文化海外传播品牌项目、中医药国际合作基地和国家中医药服务出口基地等方面的建设和支持力度。2023年中柬中医药中心顺利挂牌，这是我国建设的30个中医药海外中心之一。越来越多的国家和地区将中医药纳入医学体系，推动中医药文化的国际传播，为构建人类卫生健康共同体贡献了独特力量。

## 二 居民对中医药高质量发展的认知与评价

中医药高质量发展的最终落脚点是居民，为深刻了解居民对中医药高质量发展的认知和期待，从需方角度进行评价，本课题组开展了面向我国18岁及以上居民、覆盖全国范围的问卷调查。该调查内容包括我国居民对中医药服务的认同感和信任度、对中医药的认知和需求情况，以及获取中医药信息的途径等方面。本次调查具有较好的代表性，共收回448份有效问卷，调查对象覆盖我国大部分省份，其中男性受访者为166人（占37.05%），女性受访者为282人（占62.95%）。本调查通过深入了解居民的期望和关切，更准确地把握中医药行业的发展趋势，提前洞察行业需求的变化，不断调整和优化政策，精准满足居民的需求和期望，推动中医药高质量发展迈出更为稳健的步伐。

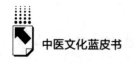

## （一）中医药人才依然是影响中医药发展的重要因素

调查报告显示，49.78%的居民认为高水平中医医师少制约了中医药高质量发展（见图1）。64.06%的居民认为中医医师诊疗水平不一、高水平中医医师少，这是居民不愿意选择中医就诊的主要原因（见图2）。76.56%的居民认为提升中医医师的服务质量是提高中医药影响力的有效措施（见图3）。未来需要进一步完善符合中医药特点的中医药人才培养与发展体制，重视中医实践能力提升，提高人才培养质量，同时，建立更加合理的培养、评价与发展体系，打造高素质、高水平的中医药人才队伍，为中医药振兴发展提供更完善的人才支撑，实现人才队伍稳定发展。

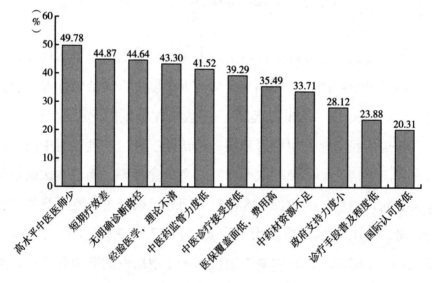

**图1　制约中医药振兴发展的因素及占比**

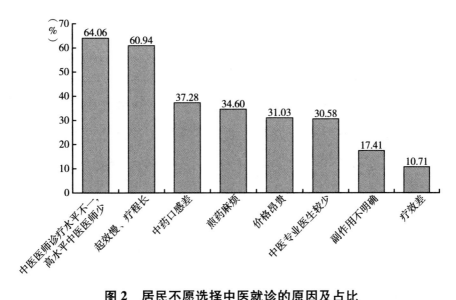

**图 2　居民不愿选择中医就诊的原因及占比**

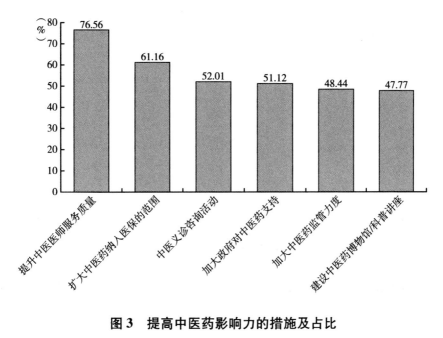

**图 3　提高中医药影响力的措施及占比**

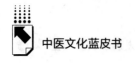
## （二）中医药智慧化诊疗设备普及度不高

近年来，不断推进数字化创新与中医药的融合，通过云计算和人工智能等数字技术，实现中医药的数字化、网络化和智能化，以数字化赋能中医药高质量发展。通过调查居民对智慧中医诊疗设备的了解来分析中医药数字化的普及程度，调查结果显示，57.59%的受访者尚未听说过智慧中医诊疗设备，而仅有16.07%的受访者使用过智慧中医诊疗设备（见图4）。这表明居民对于中医药与现代科技结合方面的认知仍然不足，同时也反映出智慧中医诊疗设备的普及程度相对较低。中医药高质量发展在未来必须解决在科技创新和研发方面相对滞后的问题，利用现代科技手段来推动中医药疗效的深度挖掘和中医药的现代化发展。

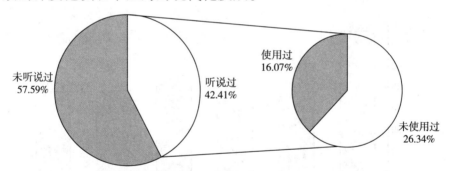

**图4 智慧中医诊疗设备知晓及使用情况占比**

## （三）中医药文化传播还有待加强

为了调查了解中医药文化传播现状，调查问卷设置了16个代表中医药思想的名词，不到半数居民知晓5种及以上中医药思想；19.86%的居民知晓10种及以上中医药思想；仅有5.36%的居民知晓 15 种及以上中医药思想。相比中医药思想，居民对中药材名称的了解程度相对较高，92.19% 的居民知晓 5 种及以上中药材名称，74.55% 的居民知晓 10 种及以上中药材名称，有 35.49% 的居民知晓 15 种及以上中药材名称（见图5）。这表明在中医药文化传播方面，需要加强对中医药思想的普及和宣传，以提高居民对中医药文化的认知水平。23.88% 的居民认为部分中医诊疗手段未能得到普及；39.29% 的居民认为在现代社会，西医治疗更为普遍。这表明居民缺乏对中医药治疗方式以及治疗理念的认知。未来要利用好广播、互联网等现代媒体，大力宣传中医药知识，让更多的人了解和接受中医药。鼓励政府相关部门、科研机构和企业定期开展中医药科普活动，如中医药文化展览、中医药知识竞赛、中医药健康养生体验营等，加深居民对中医药的理解和兴趣。同时，推动医疗机构特别是基层医疗卫生机构开展中医药特色服务，让居民有更多机会接触和了解中医药，亲身体验中医药的治疗效果，进一步增强他们对中医药的信任和认可。

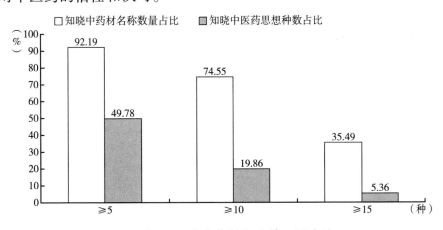

**图5　居民知晓中药材名称情况及占比**

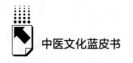

## （四）居民获取中医药信息渠道多样

针对中医药信息获取方式的调查结果显示，99.11%的居民愿意获取中医药相关信息，网络媒体、书籍、亲友推荐、电视节目、义诊等途径是居民愿意获取信息的主要渠道（见图6）。常见疾病的中医药预防、中医保健常用方法、中医诊治手段、中药常识和重点人群（如老年人、孕产妇、儿童等）的中医药养生保健等方面的内容是居民愿意了解的主要信息。因此，为实现中医药高质量发展，未来需要进一步加强对中医药文化的传承创新，在中医药知识普及内容方面，注重挖掘中医药的独特魅力，结合人群特点，宣传有针对性的中医药养生保健知识和中医药常识。在信息发布方面，要丰富中医药文化的宣传途径，通过科普教育、新媒体平台活动、线下宣传体验、图书出版、义诊、博物馆展览等方式提高居民对中医药的认知。

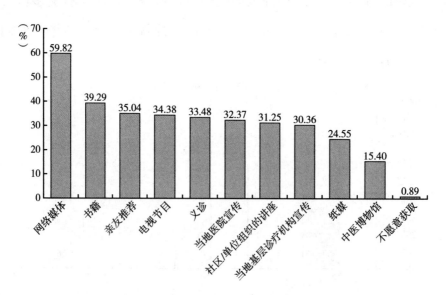

**图6 居民获取中医药信息途径及占比**

# 三 中医药高质量发展的展望和建议

中医药是我国重要的卫生、经济、科技、文化和生态资源，中医药高质量发展仍然存在很多体制机制问题，需要继续发挥改革和政策的推动作用，从提升服务水平、加强人才培养、强化科技创新、规范产业链、弘扬文化价值以及完善法律制度等多个方面继续制定和完善政策举措，推进中医药高质量发展，实现中医药多元价值，不断满足居民中医药需求。

## （一）充分发挥中医药特色优势，巩固提升居民对中医药发展的认可度

关于居民对中医药未来发展前景的看法，调查结果显示，63.84%的居民对中医药的未来发展持积极乐观态度，他们认为中医在医疗、教育、科研等领域的发展前景较好，特别是在中医康养旅游和中医文化传播等领域具有广阔的发展空间。然而，也有5.80%的居民持悲观立场，他们认为中医药发展面临诸多限制，短期内难以取得突破和获得广泛认可。28.35%的居民保持中立，他们认为中医药的发展受多方面因素影响，既有机遇也存在挑战，需要综合评估。另外，有2.01%的居民表示对中医药发展前景不了解，无法作出判断（见图7）。可见，现阶段大部分居民对中医药发展持乐观态度，亟须借助国家对中医药支持发展的良好态势，在推动中医药高质量发展的过程中，充分发挥中医药特色优势，加强宣传和推广，继续巩固和提升居民对中医药的认可度。

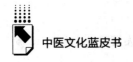
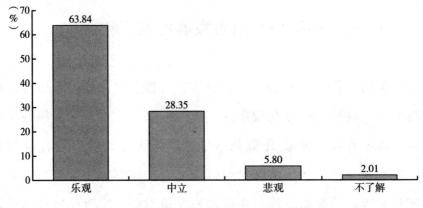

**图7　居民对中医药发展前景调查情况**

## （二）政企联动齐发力，促进中医药高质量发展

在中医药发展的历史进程中，影响中医药发展的因素很多。当前，从居民认知评价的角度来看，通过对制约中医药振兴发展的核心问题进行调查发现，中医药发展低于居民预期的因素包括政府、社会和中医药自身三个方面，而且认为这三个因素的影响程度差不多，其中，社会认可程度低于西医的影响更大一些。具体来看，27.45%的居民认为中医药政策支持力度不够、重视不够制约了中医药的振兴发展；41.52%的居民认为社会对中医的认可程度不足，与西医存在较大差距；而31.03%的居民则认为中医自身发展不足，疗效不显著是制约中医药发展的关键因素（见图8）。为推进中医药振兴发展，政府和社会各界须共同努力，围绕中医药高质量发展重点任务，制定具体实施措施，加大政策支持力度，整合资源，与社会力量协同推动中医药全产业链发展，同时，及时关注中医自身发展问题，进一步发掘和保护中医药资源，夯实核心竞争力，发挥

好中医药在疾病预防、治疗和康复中的作用，关注中医医院和综合医院中医科室的建设与发展，推动管理理念提升与改革创新，全面促进中医药事业的繁荣发展。

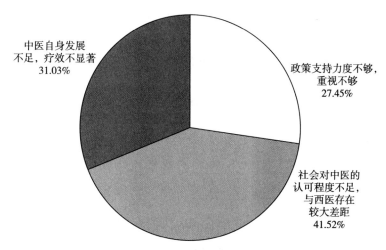

中医自身发展
不足，疗效不显著
31.03%

政策支持力度不够，
重视不够
27.45%

社会对中医的
认可程度不足，
与西医存在
较大差距
41.52%

**图8　制约中医药振兴发展的核心问题及占比**

（三）总结改革发展经验，出台全国中医医保支付方式改革实施方案

随着全国积极推进医保支付方式改革，山东、江苏、广东、四川、湖南、浙江、江西等多个省份开展了对于中医医保支付方式改革的探索，包括中医优势病种按疗效价值付费、中医药通过调整分值等方式直接参与DRG/DIP、总额预算管理等，各地的探索已经取得了进展，但是也存在很多制度困境，例如，无法制订与中医诊断标准和中医特色治疗方式相对应的补偿标准。未来需要对中医特色病种进行全面梳理，对医保支付方式改革经验进行全面的总结，以地方实践为基础，从国家层面进行深化凝练，尽快形成全国可参

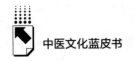

照实施的、包括多种类型选择的中医医保支付方式改革实施方案，既发挥中医在治疗某些疾病方面的独特优势，也为做到与医疗保障制度有机结合、紧跟改革前沿、保障改革一致性奠定基础，促进中医药传承创新发展，更好地满足人民群众对中医药服务的需求。

### （四）持续加强中医药人才队伍建设，培养拔尖创新人才

强化中医药院校教育，遵循中医药发展规律，推进中医类学科、学位点和专业建设，进一步改革和优化中医药人才培养模式。师承教育是具有中医药特色的、符合高层次中医药人才成长特点的教育模式，贯穿人才培养和成长全过程。近年来，中医医院师承教育参与人数逐步扩大，国家中医药管理局《关于三级公立中医医院绩效考核国家监测情况分析报告》显示，2021年各级师承指导老师和参加各级师承教育人数为16283人次，较2020年增长了7.32%。未来既要注重中医药拔尖创新人才培养，又要重视基层中医药人才供给。在高层次中医药人才培养方面，持续推进中医药人才领军计划，壮大岐黄学者等领军人才队伍、培育"四青人才"等拔尖创新人才、培养中西医结合人才和复合型中医药人才，加强高层次中医药人才队伍建设。优化院校教育与师承教育有机结合的中医药人才培养模式，发挥好高等院校人才培养基地作用，着力打造培养中医药专业人才的新高地。

### （五）发挥大数据和数智化等技术作用，深化中医药与现代科技融合发展

随着信息技术的迅猛发展，数智化已成为推动中医药高质量发

展的新引擎，为中医药未来可持续发展提供系统性的解决方案。当前，数智中医药的建设需要人工智能与中医药的深度融合。首先，政府部门要发挥政策引导和协调作用，以确保各方面资源的有机整合。其次，加快布局"中医药+大数据"等重大科研专项，推动数智化在中医医疗、预防、健康、药品研发等方面的全面应用，包括中医药关键技术装备、防治重大疑难疾病诊疗技术方案、中药新药研发等，为中医药领域的关键问题提供解决方案，推动中医药科技水平的整体提升和中医药产业升级。最后，加强信息化和远程医疗建设，加强中医药大数据信息平台建设，建设互联网中医医院，整合线下线上资源，提高智慧平台建设水平，实现中医药服务的数字化转型，通过远程医疗建设提高中医药服务的可及性。

总之，在未来大数据、物联网、数据挖掘和云计算技术不断发展的过程中，数智中医药将不断创新，数字化技术将进一步深化中医药与现代科技的融合，为居民提供更加精准、高效、安全的中医药服务。

# 中医医疗改革与服务发展篇
TCM Medical Service Reform and Development

# B.2
# 公立中医院高质量发展研究

刘晓林　姜韫霞　付晓彤　李炯然*

**摘　要：**　公立中医院作为中医药行业的重要组成部分，对于中医药的高质量发展起着关键性作用。本研究从加强基地建设、学科建设、患者体验、人才队伍建设、科研创新、数字与信息化、国际合作交流、文化建设等多个方面分析了公立中医院高质量发展所取得的成绩，但目前仍存在人才支撑不够、学科发展不平衡、医疗资源不均衡、技术水平和科研投入不足等问题。结合中医院高质量发展所面临的问题，提出加强国家区域医疗中心建设，重

* 刘晓林，中国中医科学院望京医院主治医师，主要研究方向为中医药政策与管理、中医临床；姜韫霞，中国中医科学院望京医院助理研究员，主要研究方向为中医药文化、中医药政策与管理；付晓彤，北京中医药大学东直门医院主管护师，主要研究方向为中医药政策与管理；李炯然，北京中医药大学管理学院硕士研究生，主要研究方向为中医药政策与管理。

视学科建设、科研创新、人才建设、管理创新等具体的对策建议。

**关键词：** 公立中医院　中医药　高质量发展　传承创新

党的二十大报告提出，高质量发展是全面建设社会主义现代化国家的首要任务。推进医院高质量发展是医疗卫生事业的重要任务[①]。2021年，《国务院办公厅关于推动公立医院高质量发展的意见》印发，明确了目标方向、任务举措，为新阶段公立医院改革发展提供了根本遵循。中医院实现高质量发展对于促进中医药传承创新具有重要意义。

## 一　中医院高质量发展现状

《关于推动公立医院高质量发展的意见》提出"三个转变""三个提高"目标：公立医院发展方式从规模扩张转向提质增效，运行模式从粗放管理转向精细化管理，资源配置从注重物质要素转向更加注重人才技术要素[②]。我国公立中医院在过去几年取得了显著的发展，这主要得益于国家对中医药的重视以及居民不断增长的健康需求。

---

[①] 何立峰：《高质量发展是全面建设社会主义现代化国家的首要任务（认真学习宣传贯彻党的二十大精神）》，《中国经贸导刊》2022年第12期，第4~8页。

[②] 余红星、范新语、赵欣如等：《公立医院高质量发展面临的问题及对策研究》，《中国医院》2024年第1期，第2~6页。

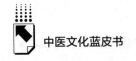
### （一）加强区域医疗中心和相关基地建设

在"健康中国"战略框架下，政府通过一系列具体政策支持公立中医院高质量发展。国家卫生健康委员会数据显示，中央财政已累计投入超过 500 亿元用于中医院设施建设和技术更新，为提升中医院服务质量提供了强有力的财政支持。

全面推进国家区域医疗中心建设，促进优质医疗资源扩容和下沉。以望京医院为例，通过派出常驻专家、接收进修人员、引进输出医院协定处方、开展新业务新技术、开展非药物治疗项目，建立区域医疗中心远程会诊中心服务疑难患者，开展中医适宜技术培训班等举措，有效提升了南阳市中医院的品牌建设和影响力，全年门诊量、出院人数、床位使用率、三四级手术例数等相关指标大幅提升（见图 1、图 2、图 3、图 4）。以东直门医院为例，东直门医院作为项目输出主体，以医疗质量改进和提升为核心目标，按照"促强项、补短板、树特色"要求，以专科建设、人才培养为重点抓手①，创新性提出"六大模式"："扁平化"医院管理模式、"双主任制"学科管理模式、"双循环制"人才交流模式、"互联网+医疗"健康服务模式、"离退休老专家"下沉帮扶模式以及"校级聘任专家"资源共享模式，促进东直门医院洛阳医院和东直门医院厦门医院综合实力显著增长，医疗服务水平明显提升，学科建设不断完善，教学培训能力全面发展及临床科研能力全方位提高。

---

① 付晓彤、王显、黄友良等：《国家中医区域医疗中心建设模式探索：以北京中医药大学东直门医院为例》，《中国卫生质量管理》2023 年第 11 期，第 7～10 页。

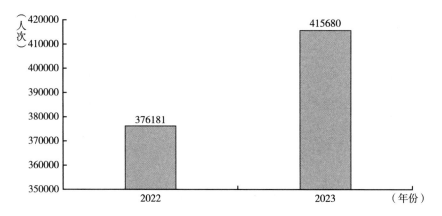

**图1　2022~2023年南阳市中医院全年门诊量**

资料来源：南阳市中医院。

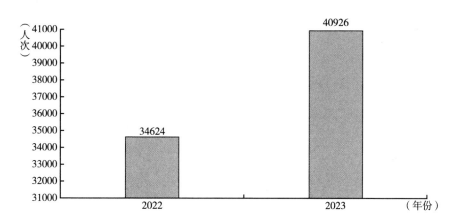

**图2　2022~2023年南阳市中医院出院人数**

资料来源：南阳市中医院。

搭建国家中医药传承创新中心平台。通过疾病循证研究、基础研究、专家经验和学术流派挖掘研究等，形成一批以专家高度共识为基础的诊疗方案。通过研究型门诊病房、生物资源信息样本库及影像样本库、中医药循证研究基地、多学科融合基础研究平台、古

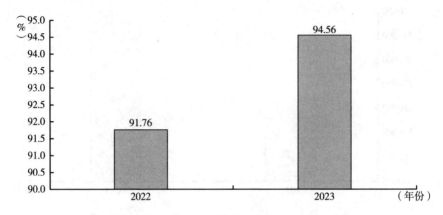

**图3 2022~2023年南阳市中医院床位使用率**

资料来源：南阳市中医院。

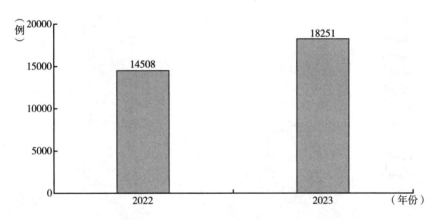

**图4 2022~2023年南阳市中医院三四级手术例数**

资料来源：南阳市中医院。

籍挖掘应用信息库、中医药数据资源管理与服务平台、协同创新平台、成果转化平台、人才培养基地等建设任务，搭建多学科传承创新平台，培养多学科交叉创新团队、中医药传承创新团队。

建设国家中医紧急医学救援基地。发挥中医急诊特色优势，提升院前急救、转运服务水平，开展应急培训，打造一支能在新发突发重大公共卫生事件及重大自然灾害、事故的紧急医疗救援中发挥作用的国家中医紧急医学救援队伍。

## （二）加强学科建设

学科强则医院强，学科建设是事关医院发展的重要话题，是医院高质量发展的原动力，通过学科建设不断推进医院高质量发展，不同医院根据自身优势和实际，积极推动优势学科发展。

以望京医院为例，开展一系列加强学科建设的工作。一是制定专科建设发展规划，布局中医优势专科体系，并继续加强建设。望京医院目前有国家临床重点专科4个（骨伤科、肾病科、脾胃病科、康复科），全国区域中医（专科）诊疗中心2个（骨伤科、康复科），国家中医药管理局国家中医重点专科10个（含培育项目）（骨伤科、风湿病科、肾病科、脾胃病科、呼吸科、肿瘤科、康复科、临床药学、重症医学、急诊），北京市中医重点专科5个（骨伤科、肛肠科、针灸科、妇科、护理），朝阳区中医重点专科3个（骨伤科、消化科、按摩科）。二是重视重点专科建设。制定并优化重点专科优势病种诊疗方案，明确建立起稳定的研究方向，并制定专科人才培养计划，明确专科骨干及专科秘书。策划组织望京骨伤学术论坛、优势学科群建设等学术活动，打造望京医院学术品牌。2023年5月，中国中医科学院望京医院举办了传承45周年系列纪念活动——首届望京骨伤学术论坛。论坛回顾望京医院骨伤科自成立以来取得的诸多成就，以及在骨伤科发展及医院建设中起到的引领作用，认为望京医院骨伤科在临床学科中极具特色，具有自身独特的理论及完整的治

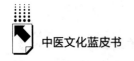

疗体系。骨伤科的诊断和评价与现代医学结合得最为密切，并且治疗方法多样，涵盖了手术、微创、外固定、正骨技术、药物、功能锻炼等方法。医院骨伤科的发展既得到了上级领导的认可，也得到了老百姓的肯定。三是组织高水平中医医院建设项目工作。制定《望京医院高水平中医医院工作方案》。名医传承、中药制剂、循证项目工作正式立项，人才培养、平台建设项目稳步推进。

以东直门医院为例，学科建设不断加强。两家依托医院亚学科体系初步形成，学科设置逐步完善，基本达到与东直门医院同等水平。一是打造优势学科，以强带弱。东直门医院洛阳医院成立了脑病中心、洛阳市中西医结合心脏中心，开设了脑病科、心病科博士专家门诊，筹建脑病医院及洛阳神经系统疑难病中西医会诊中心，获批全国首批"中医脑健康与认知障碍防治示范中心"试点建设单位。东直门医院厦门医院新增省级重点专科4个、市级重点专科1个；筹建血液内科，设立了血液肿瘤亚专科学组。依托东直门医院脑病中心、心血管中心、肾病内分泌中心、骨伤中心、呼吸中心等五大中心，筹建厦门分中心。二是东直门医院持续输入新型诊疗技术推动学科发展。向东直门医院洛阳医院输入脑、心、肾病及相关学科诊疗新技术14项，如眩晕枕灸、阳明灸、八卦脐灸、足底灸等中医特色技术；神经外科开展首例导丝引导下经皮扩张微创气管切开术，组建神经外科重症监护单元；护理开展中医特色技术三合一疗法（中药膏磨+手指点穴+艾条灸）；推拿按摩科引入宫廷理筋术、振腹术等。向东直门医院厦门医院输入新技术34项，其中经导管肺动脉支架植入术、腔内动脉重建技术结合塌渍传统中医外治技术治疗糖尿病足、中医综合消肿疗法治疗乳腺癌术后上肢淋巴水肿、拖线法联合拔毒生肌散治疗复杂型非哺乳期乳腺炎及中药能量包等 5 个项目填补了省级技术空白。

### （三）患者服务体验不断提升

国家卫生健康委员会的调查数据显示，过去 3 年中，全国中医院患者满意度平均提升了 10 个百分点。中医院通过改善医疗环境、加强医患沟通等手段，实现了患者服务体验的全面升级。此外，推动数字化医疗和在线服务的发展也使患者能够更便捷地获取中医药服务，满足患者对高效、便捷就医体验的期望。中医药注重辨证论治以及独特的诊疗方式更容易拉进医患之间的距离，为患者提供了更加人性化、细致入微的医疗服务，提升了整体服务水平。

以望京医院为例，2023 年根据国家卫生健康委、国家中医药管理局《改善就医感受 提升患者体验主题活动方案（2023—2025 年）》《全面提升医疗质量行动计划（2023—2025 年）》文件精神，围绕六大评估维度、40 个医疗质量提升指标和 27 项患者体验评估指标，全面部署、精准施策、推动落实，持续提升医疗质量、改善医疗服务。以三级甲等医院复审为契机，系统梳理、完善了术前评估、术中核查、危急值上报、日间手术综合管理等医疗质量管理流程。加强医疗服务能力与质量安全核心数据监测，将主要医疗质量标准如 CMI、时间消耗指数、DRG 权重、临床路径入径率等指标纳入绩效考核。持续病历监控，保障医疗质量和安全，将病历质控综合评分、病案首页评分作为考核指标纳入科室绩效评价体系，在国家三级公立中医医院绩效考核中医疗质量评分及患者满意度评分逐年上升。以加强专科建设为支撑提升群众就医获得感，

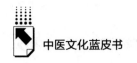

开设经方门诊、研究型门诊、中医护理门诊、晚间特需门诊等特色门诊，互联网门诊常态化，建设"一站式"多学科联合门诊；举办中医特色的膏方文化节活动等。为满足群众多元化的中医药服务需求，医院开设了膏方门诊，完善临床饮片品种、优化煎药流程、提升饮片煎煮能力，确保本市患者代煎汤剂 24 小时内邮寄到家，中药代煎剂数较上年增长 80% 多；开设了中医综合护理门诊，提高了中医药特色服务水平。除提升中医药服务内涵外，各医院相继建设互联网医院、老年友善医院，在提升服务效率、实现服务的信息化、智能化方面积极探索。

以东直门医院为例，国家三级公立医院绩效考核是对全国三级公立医院综合能力最具权威的考核，被誉为医疗界的"国考"，是考核医疗综合能力和水平的"金标尺"，也是彰显全国各公立医院硬实力的官方认证"答卷"。三级公立中医医院绩效考核指标由"医疗质量、运营效率、持续发展、满意度" 4 个一级指标、14 个二级指标和 66 个三级指标及 1 个新增指标组成，根据参加考核的三级公立中医医院各自的得分将其分为不同等级。在 2022 年度国家三级公立中医医院绩效考核中，北京中医药大学东直门医院厦门医院居第 58 位，蝉联福建省中医系统第一；东直门医院洛阳医院排名第 104 位，是河南省三级公立中医医院中排名上升幅度最大的医院，比上年跃升 67 位。东直门医院厦门医院、东直门医院洛阳医院均位居 A 级队列，东直门医院位居 A+队列。

## （四）人才队伍建设不断加强

公立中医院在人才培养与团队建设方面取得了显著进展。根据最新的人才培养数据，过去 5 年中，中医专业的培训计划不断完善，培养了一大批中医精英。政府通过投入更多资源，提高中医师资培训水平，加速了中医院人才队伍的建设。同时，中医院在构建多学科融合的医疗团队方面开展了很多工作，不断推动中西医结合发展。

以东直门医院为例，东直门医院洛阳医院组织"河洛岐黄人才"培训班 8 期，"青年人才医教研能力提升培训工程"系列讲座 19 期，其他专项培训 26 期，参与培训超过 6000 人次。东直门医院厦门医院举办学术活动及继续教育 25 场，线上线下参与培训近 10 万人次。东直门医院依托北京中医药大学优质教学资源，探索实施在职研究生深造项目，顺利开启东直门医院洛阳医院、东直门医院厦门医院职工就读北京中医药大学在职硕士、博士通道，以帮助依托医院孵化人才。

## （五）科研与创新能力不断提升

国家通过系列政策积极鼓励中医院深入开展科研项目，支持中医药科技创新。国家卫生健康委员会统计数据表明，近 5 年来，中医院相关科研项目的经费支持平均每年增长 15% 以上。为中医院在中药研发、中医诊疗技术创新等方面取得显著成果提供了经济支持。政府的科研政策为中医院的学科建设和技术提升提供了有力保障，加速了中医药事业高质量发展。以望京医院为例，实施医疗机构中药制剂研发，探索医疗机构制剂的转化模式。医疗机构制剂是中医临床精华展现的重要载体，是促进中医药传承创新的重要源泉，是满足人民群众方便就医与安心用药的重要保障，在填补用药

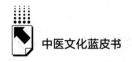

空缺、提升中医诊疗机构临床研究和成果转化水平中发挥着不可或缺的作用。以东直门医院为例，东直门医院洛阳医院设立了脑病中心临床研究专项课题，通过专家评审共立项 15 项课题。2022 年，东直门医院洛阳医院申请立项市级项目 16 项、省级项目 3 项，成功申报"河南省中医药科学研究专项课题"重大专项 1 项，实现了医院中医药科研省级重大专项零的突破。东直门医院厦门医院获批国家及省市级各类课题立项 42 项，其中获批国家自然科学基金项目 1 项。"复方栀子根颗粒的临床前研究"项目获批 2022 年第一批厦门市重大科技项目。此外，东直门医院厦门医院承接建设 3 个北京中医药大学非独立设置校属Ⅳ科研机构。

### （六）数字化医疗和信息技术不断升级

在数字化医疗和信息技术不断发展的背景下，公立中医院积极响应国家政策，推动医疗服务的数字化转型。国家卫生健康委员会数据显示，超过 80% 的中医院实现了电子病历的全覆盖。此外，政府通过《健康中国行动计划》提出的战略，将中医院纳入全面数字化的大框架，要求推动医疗信息系统整合、在线预约、电子处方等应用。近年来，中医药领域引入了数字化医疗、大数据分析等现代技术，加速了传统医学的数字化转型。数字化医疗的应用使中医药疗效评估更为客观科学。

以西苑医院为例，提升医院信息化管理水平，搭建数字化管理平台，完善内控体系建设，多部门协同强化预算硬约束，优化预算执行跟踪反馈，确保预算执行的合规性、时效性和精准性，按时开展预算分析；健全医院资产、合同、采购管理机制，从固定资产验收、使用、报废及盘点等环节细化固定资产管理流程，实行"统一管理、分类采购"的管理模式，构建"1+5"医院采购管理制度体系，细化实现医用耗材全生命周期可追溯性管理。

## （七）国际交流与合作不断加强

公立中医院在国际交流与合作方面展现出积极发展的态势。截至 2023 年底，中国已与 30 多个国家建立了中医药合作机制，签署了一系列合作协议。这些协议涵盖了中医药方面的科研学术交流合作与人才培养等多个领域。国际合作不仅拓展了中医院的国际影响力，还为中医学科的发展注入了新的动力。通过与国际先进医学理念的交流，中医院在提高服务质量、丰富医疗技术方面取得了显著进展。

## （八）文化建设的作用不断凸显

文化建设是医院高质量发展的内在要求，中医院在文化建设方面具有天然的优势，将医院管理文化和中医药文化思想相融合。以望京医院为例，2022～2023 年开展了传承 45 周年系列纪念活动，发布了传承 45 周年纪念画册、邮折及宣传视频，梳理了数个重点学科的发展脉络，利用建院（所）时期国家领导人题词等实物档案建设医院文化环境，职工认同感、精神凝聚力明显增强。黄岩中医院在建设时，将传统的园林空间和现代医疗相融合，按照"三进九明堂"的建筑风格进行整体规划设计，建成了百草园式的院区，成为全区首个全民中草药科普教育基地，不仅展现了中医药文化，也充分发挥了中国传统文化的人文疗愈作用。

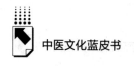

## 二 中医院高质量发展面临的问题

中医药高质量发展离不开中医院的高质量发展，作为中医药服务体系的主体，中医院高质量发展是新时代的要求。推动公立中医院高质量发展，要贯彻五大发展理念，要坚持中医院姓"中"。当前，中医院高质量发展仍然面临以下方面的发展瓶颈。

### （一）人才队伍支撑不够

公立中医院是推动我国中医药事业高质量发展的主力军。加快推进中医药人才培养工作，建设高质量中医药人才队伍，充分发挥中医医院高层次人才的引领作用，是推进中医药传承创新发展的重要保障，是推进中医院高质量发展的重要支撑。本研究为中医院高质量发展提供参考。

中医药领域高层次人才不足，如战略科学家、领军人物以及青年拔尖人才缺乏，基层人才不足，中医药的创新发展与科技创新依然是中医药的发展短板。一个中医院的高质量发展离不开人才的支撑，然而，目前中医药领域人才短缺问题较为突出，一是中青年医生的培养存在亟待解决的问题，缺乏高水平、复合型的中医药人才，二是师承教育体系不完善，三是高层次人才评价制度不健全，高层次人才激励机制不健全，导致中医药高层次人才队伍建设出现困境。

### （二）学科发展不平衡

中医院有些学科方向相对老化，对接国家战略需求不够，高水平学科仍然匮乏，虽然很多医院处于国内领先、达到或接近国际先进水平，但优势学科相对较少，亟待培育新的医疗技术比较成熟、人员结构相对合理、人才梯队比较健全、学术水平和医疗水平较高、能够引领学术前沿的重点学科。

### （三）医疗资源不均衡

数据统计显示，一线城市的中医院在人才、设备、科研项目等方面相对较优，而在三四线城市及农村地区，中医院的医疗资源相对匮乏。这导致了患者在就医过程中的地域性不公平，制约了中医院全面服务的能力。

### （四）技术水平和科研投入不足

中医院的高质量发展离不开科技的支撑，然而，目前中医药领域的技术水平和科研投入相对不足。虽然政府加大了中医药领域的资金投入，但与现代医学相比，中医药科研的经费占比仍相对较低。数据表明，中医院在临床研究和基础研究方面的论文发表量相对较少，中医药的科研实力亟待提升。

## 三　中医院高质量发展的建议

结合最新政策导向，选取排行榜排名靠前、高质量发展医院进行分析，初步总结我国中医院高质量发展的共性经验，提出对策建议。

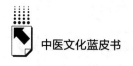

## （一）加强国家区域医疗中心建设，推动优质医疗资源扩容

促进优质医疗资源扩容下沉和区域均衡布局，是党的二十大报告中强调的推进健康中国建设的重点内容之一。建设国家区域医疗中心正是促进优质医疗资源扩容下沉和均衡布局的重要举措。加强国家区域医疗中心建设，实现资源、平台、信息、人才、技术与输出医院共享，建成高水平的临床诊疗中心，打造高层次的人才培养基地和科研创新与转化平台，搭建区域医疗协同远程会诊中心，全面提升项目医院的临床、诊疗、科研、教学、预防及管理水平，实现输入医院与输出医院同质化发展。要明确区域医疗中心输出单位和输入单位的职责，让双方都有明晰的发展目标。

推进医疗联合体建设。推进县域医共体和城市医疗集团试点，强化网格化建设布局和规范化管理。推进以紧密型医疗联合体为支付单元的医保总额预付制，加强管理考核，引导医疗联合体更加注重疾病预防，提升基层服务能力和推动基层首诊、双向转诊，同时推进专科联盟和远程医疗协作网发展。医联体的建成能促进分级诊疗，提升下级机构的医疗水平和质量，改善患者就医体验，持续提升医疗服务能力；可促进下级医院高质量发展，提高下级医院的科研水平。

医院之间构建良好的医疗网络，形成良性互动，可实现互相促进和支持的目标。

## （二）重视学科建设，夯实医疗质量与安全基石

推进重点学科、专科建设工作。高质量高水平中医院应聚焦国

家层面急需解决的、关系人民群众卫生健康需求的全局性、先进性、应用性、"临门一脚"和"卡脖子"关键核心技术问题，中医药传承发展创新的关键技术问题，扶持相对较弱的学科、专科，做大做强优势学科、专科。鼓励学科之间的融合发展，开展优势学科群建设，促进学科交叉与融合创新。整合优势资源，创建优势资源整合的协同创新单元。加强学习型医院和研究型医院建设，促进医院持续发展，打造创新性且成系列的学术品牌。在中医优势学科群建设的选择方面，应该突出优势，错位竞争，学科群的建设方案应以重大项目为切入点，以重点科室为"龙头"建立学科群，制定激励政策，克服建立学科群中的难点，探索中医优势学科群建设所能达到的预期效果，带动医院全方位发展，同时提升医院影响力、竞争力。

学科实力是影响各类资源流向的指挥棒，学科实力的提升伴随资源的积累。在学科体系朝着均衡、协调发展的路上，应重视资源对学科建设的基础作用[1]，资源分配导向暗含了对不同学科的价值取向和战略部署。优先集中发展基础较好的学科，实现医院品牌影响力。随着诊治思维和手段的变化，以往的集中战略和方式已不能满足患者的健康需要和医院的发展需要，学科建设从单一学科逐步转向学科群和学科体系建设。医院应积极探索多学科融合和诊治合作，增加优质医疗资源总量，同时，将部分资源用于新兴学科、亚专业的探索性建设，为医院创新储备力量。着力加强重点学科评估机制和利益分配机制建设，借助 DRG 和 DIP 对学科专业技术水平、

---

[1] 谭敏、欧阳斌、赵凯等：《高质量发展背景下医院学科体系协调发展实践与思考》，《中国医院管理》2022 年第 4 期，第 45~48 页。

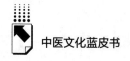

经济效益、投入产出效率进行评估，考虑学科融合模式及特点，在评估的基础上对绩效进行合理分配，使学科发展有"法"可依；通过动态、多方位考核及时发现和解决问题，促进学科体系的持续发展。尤其对公立医院而言，加强面向国家战略需求和医药卫生健康领域重大科学问题的基础和临床研究，推动原创性疾病预防诊断治疗新技术、新产品、新方案和新策略等的产出，是其必须承担的责任。

### （三）重视科研创新，聚焦临床科研转化能力

持续推进科技创新工程，结合不同医院的学科发展基础和重要领域，聚焦科技前沿、国家重大需求和中医药发展的关键领域与技术环节重大现实问题，挖掘潜力，坚持中西医并重，发挥中医药原创优势，整体提升医院科研能力与水平，补齐发展短板，筑牢发展根基。开展中西医协同攻关，总结形成中医优势专科的诊疗方案，巩固扩大优势，带动特色发展。重点提升中医药特色科研能力。推进中医药循证医学研究工作。以临床效果为依据，开展临床方案优化及循证评价研究，将确有疗效优势和特色的中医或中西医结合治疗方案或方药、特色技术，纳入高级别中医或西医临床诊疗或实践指南。坚持关注学科前沿与重大项目攻关。重点培育国家中医药重大科技专项、关键技术装备重大专项，开展防治重大、难治疾病等临床研究，研发一批先进的中医药关键技术装备。优化整合实验平台并实现开放共享。建立生物样本库及影像、检验数据库，多科室协作共同开展科研攻关。深入总结名老中医经验、开发临床确有疗效的中医药处方，开展中药院内

制剂的研发，探索院企合作研发机制，完善研发管理制度，强化知识产权保护，推进成果转化。

### （四）重视人才建设，提升人才支撑力

按照临床与科研一体化中医药人才队伍建设发展规划，统筹推进中医药战略科学家、领军人才、青年骨干人才培养计划；多层次、多维度加大科技人才的培养和引留，为高质量发展提供人才支撑。大力推进中医药高层次人才建设工程，打造中医药高层次人才"强磁场"。

国家层面应持续推进中医药特色人才培养工程，通过搭建国家中医药多学科交叉创新团队等平台，遴选大批高层次中医药人才和青年人才。地方应响应国家号召，积极规划省级中医药高层次人才培养项目。中医院要遵循中医药人才成长规律，以国医大师精神为引领，通过人才工程推进医院中医药人才研修工作。强化师承教育制度保障，提高师承教育质量，打破师承教育一对一带教模式，实施多对一带教模式，以丰富继承人理论知识储备，夯实中医药高层次人才队伍建设基础。要完善中医药高层次人才评价标准，在中医药高层次人才临床能力评价中，评价指标应凸显中医药特色，同时要与国家三级公立中医院绩效考核要求相适应。要侧重评价高层次人才中医药成果转化能力、创新中医药临床技术与方法能力、对外交流及学术经验传授能力，并调整相应指标权重。通过多渠道建立健全中医药高层次人才激励机制，充分发挥政策导向作用，完善薪酬管理体系。中医院薪酬设定应向高风险、高层次人才倾斜，发挥薪酬管理和绩效管理二者联动作

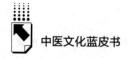

用，同时定期调整，不断将高层次人才建设与医院发展目标相适应，通过开展中医综合竞赛、奖励中医药转化成果、挖掘名老中医治疗技术等手段，使中医药高层次人才获得精神和物质奖励。

### （五）重视管理创新，加强数字治理能力

加强医院管理创新，提高运营效率，注重全面预算、全成本管理。推进医院的数字化转型，加强电子病历评级、5G 应用项目等智慧医院建设，重视人员支出占业务支出比、薪酬中固定部分占比、技术服务性收入占医疗收入比，时间消耗指数、费用消耗指数等，不断加强医院科学管理和精细化管理，通过数字技术提升治理水平。将预算管理作为医院运营管理的抓手，推进 HRP（医院资源规划）系统化建设，不断鼓励管理创新的探索，积极借助组织化的科研、管理平台来解决实际问题。提升医院发展新效能，主要目的是实现人、财、物、技术科学的合理配置、精细化管理以及有效利用。创新人事管理制度，实行自主定岗、自主定薪、自主招聘；改革薪酬分配；探索人才培养，强调团队诊疗；优化服务价格，实行打包收费模式；等等。

# B.3

# 2022年互联网中医医院信息服务发展现状调查研究

翟 兴　聂亚青　朱欣宇*

**摘　要：**　"十三五"以来，我国强调了全面提升中医药信息化水平的重要性和战略意义，而互联网中医医院是新形势下中医医院信息化持续发展的新方向。为了更好地促进互联网中医医院信息服务发展，本报告将中国的地域按社会经济发展状况标准划分为东北部、东部、中部和西部四个区域，每个地区选择3家具有代表性的互联网中医医院作为研究对象，调查这四个区域共12家互联网中医医院的信息服务发展现状，并使用对比法和统计分析法从信息服务效率、信息服务易用性、隐私信息保护性、信息服务全面性、可接触性、平台响应性和中医特色7个方面分别进行比较与讨论。最后，本报告根据研究结果总结了目前互联网中医医院信息服务发展存在的一些问题，并就此提出了优化和提升互联网中医医院信息服务质量的对策建议。

**关键词：**　互联网中医医院　信息服务　中医医院信息化

---

* 翟兴，管理学博士，北京中医药大学管理学院副教授，硕士生导师，主要研究方向为信息分析、健康信息学；聂亚青，北京中医药大学管理学院硕士研究生，研究方向为健康大数据管理；朱欣宇，北京中医药大学管理学院硕士研究生，研究方向为健康大数据管理。

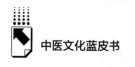
# 一 引言

2018 年,《国务院办公厅关于促进"互联网+医疗健康"发展的意见》正式发布,鼓励医疗机构应用互联网等信息技术拓展医疗服务空间和内容,允许依托医疗机构发展互联网医院[①],中医医院迎来新的发展机遇。对于中医医院来说,"互联网+中医"是医院发展的必然需求[②]。我国政府高度重视互联网中医医院的发展,国务院办公厅等部门先后印发《中共中央 国务院关于促进中医药传承创新发展的意见》《"十四五"中医药发展规划》《中医药振兴发展重大工程实施方案》等多个文件,这些国家级战略性纲领文件相继提出实施"互联网+中医药健康服务"[③],推进智慧医疗、智慧服务、智慧管理"三位一体"的智慧中医医院建设[④],开展中医医院信息化基础达标建设[⑤]。信息技术的发展和国家政策的支持推动了中医医院的信息化发展,发展互联网中医医院已经成为中医医院发展的必然趋势。

---

① 国务院办公厅:《国务院办公厅关于促进"互联网+医疗健康"发展的意见》,中国政府网,2018 年 4 月 28 日。
② 古彦珏、魏东海、曹晓雯:《互联网医院产生在中国的原因探析》,《中国卫生事业管理》2017 年第 6 期。
③ 中华人民共和国中央人民政府:《中共中央 国务院关于促进中医药传承创新发展的意见》,中国政府网,2019 年 10 月 26 日,https://www.gov.cn/zhengce/2019-10/26/content_ 5445336. htm。
④ 国务院办公厅:《"十四五"中医药发展规划》,中国政府网,2022 年 3 月 3 日,https://www.gov.cn/zhengce/content/202203/29/content_ 5682255. htm。
⑤ 国务院办公厅:《国务院办公厅关于印发〈中医药振兴发展重大工程实施方案〉的通知》,中国政府网,2023 年 2 月 10 日,https://www.gov.cn/zhengce/content/2023-02/28/content_ 5743680. htm。

综观已有研究成果可知，学界已对互联网中医医院进行较为系统的研究，研究主要集中在互联网中医医院存在的机遇、挑战与发展对策和互联网中医医院的实践应用方面。例如，叶冠成等指出当前互联网中医医院存在法律滞后、医师水平不确定、信息获取难度大和患者隐私缺乏保护等主要问题，并提出相应完善策略[①]。高仪总结出中医医院发展互联网医院的风险和优势，并针对医疗风险提出了对策建议，如建立高效的信息化服务中心、加强质控管理[②]。魏升等人以宁波市中医院互联网医院为例，总结分析自主建设中医院互联网医院实践与成效，探讨传统医疗体系在与现代科技结晶互联网相结合中发挥的作用及遇到的困境，并提出思考与建议[③]。洪琴探讨了互联网+中医药信息化建设在医院管理中的实践路径和管理方案，并得出互联网+中医药信息化建设工作显著提升了医学服务综合质量及患者的满意度的结论[④]。

"十三五"以来，我国中医药行业的发展战略纲要中提出重点开展全民健康保障信息化工程，强调了全面提升中医药信息化水平的重要性和战略意义[⑤]。信息化是中医药振兴和发展的重要技术支

---

① 叶冠成、陈佳祺、张少辉等：《中医互联网医疗发展现状、问题及应对策略探究》，《中国医院》2023年第11期。
② 高仪：《中医医院开展互联网医疗服务的风险与机遇》，《中医药管理杂志》2021年第10期。
③ 魏升、林朝阳、钟光辉：《中医医院自主建设互联网医院的实践与思考》，《中医药管理杂志》2022年第10期。
④ 洪琴：《互联网+中医药信息化建设在医院管理中践行路径探索》，《中医药管理杂志》2021年第24期。
⑤ 桑宇慧、肖勇、沈绍武等：《我国三级中医医院信息化人才队伍现状分析与思考》，《医学信息学杂志》2021年第2期。

撑，是实现中医药长足发展和创新的主要策略，也是当代医学管理模式下体现中医药发展水平的重要标志。互联网中医医院是新形势下中医医院信息化持续发展的新方向①。然而，目前互联网中医医院存在不良信息泛滥、系统卡顿、功能不完善等信息服务质量问题②，相关问题对互联网中医医院的发展产生了重要影响。为了了解互联网中医医院信息服务发展的现状，为互联网中医医院信息服务的进一步发展提供帮助，本研究应用文献研究法和案例分析法研究互联网中医医院信息服务的发展现状，结合实际情况提出了互联网中医医院信息服务发展的优化策略。

## 二　研究方法

本报告将中国的地域按社会经济发展状况的标准③划分为东北部、东部、中部和西部 4 个区域，每个地区选择 3 家具有代表性的互联网中医医院作为研究对象，综合运用文献研究法和案例分析法调查这 4 个区域共 12 家互联网中医医院的信息服务发展现状，使用对比法和统计分析法比较 4 个地区共 12 家互联网中医医院的信息服务质量水平，从中发现问题，提出促进互联网中医医院信息服务发展的对策建议。

---

① 叶含笑：《互联网背景下中医药学科教学与信息技术深度融合的研究》，《浙江中医药大学学报》2021 年第 2 期。
② 丁雨薇：《信息生态视角下互联网中医医院信息服务质量影响因素研究》，北京中医药大学硕士学位论文，2022。
③ 国家统计局：《东中西经济带如何划分，东北三省怎么划入东中西部》，国家统计局网，2021 年 8 月 1 日，https://www.stats.gov.cn/hd/lyzx/zxgk/202107/t20210730_1820095.html。

# 三 不同地区互联网中医医院信息服务发展现状调查

## （一）调查对象与方法

为了解当前互联网中医医院信息服务的发展现状，以及不同地区的互联网中医医院信息服务发展存在的问题，本研究分别从中国东北部、东部、中部、西部选取3家首批挂牌成立上线的互联网中医医院，调研互联网中医医院的信息服务开展情况。调查以网络调查为主，浏览各互联网中医医院的栏目设置、科室设置、服务项目介绍、数字资源列表、新闻与通告等栏目，体验平台提供的使用引导功能，对导航栏包含的各个模块进行点击浏览，观察各项的完备性及丰富度。调查时间为2023年6月10日至2023年12月25日。

中国东北地区选取了黑龙江省首家获批的黑龙江中医药大学附属二院互联网医院、吉林省首家获批的长春中医药大学附属医院互联网医院以及辽宁省首家获取中医互联网医院营业执照的辽宁中医药大学附属医院互联网医院；东部地区选取了北京市、上海市和江苏省三个省份中首家获批的中医互联网医院，分别是北京中医医院互联网医院、上海中医药大学附属龙华医院互联网医院和江苏省中医院互联网医院；中部地区选取了河南中医药大学第一附属医院京东互联网医院和安徽省中医院互联网医院，它们是河南省和安徽省首家获批的互联网中医医院，此外还选取了湖北省中医行业首家启动"移动互联网医院"的襄阳市中医医院互联网医院；西部地区选取了内蒙古首家"互联网+中医诊疗服务"平台内蒙古自治区中

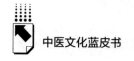

医医院互联网医院、云南省首个获批互联网中医医院牌照的云南省宾川县中医院互联网医院以及宁夏首家上线的宁夏中医医院暨中医研究院互联网医院。

通过检索 CNKI、万方数据库等数据库中关于信息服务质量评价的相关文献，综合考虑国家相关政策要求和互联网中医医院自身特点，并结合本课题组前期研究成果①，本研究归纳筛选并构建了包括信息服务效率、信息服务易用性、隐私信息保护性、信息服务全面性、可接触性、平台响应性、中医特色 7 个一级指标和平台是否提供医生信息搜索服务、平台是否可按科室查找医生等信息、平台是否有匿名发布功能、平台注册医生信息、平台是否有智能机器人、咨询平均回复时间、平台是否有中医科普资讯等 25 个二级指标的互联网中医医院信息服务质量评价指标体系（见表 1）。

**表 1    互联网中医医院信息服务质量评价指标及评分标准**

| 一级指标 | 二级指标 | 评分标准 |
|---|---|---|
| 信息服务效率（A） | 平台是否提供医生信息搜索服务（A1） | 是 1，否 0 |
|  | 平台是否提供药品信息搜索服务（A2） | 是 1，否 0 |
|  | 平台是否提供疾病信息搜索服务（A3） | 是 1，否 0 |
|  | 平台是否提供问答信息搜索服务（A4） | 是 1，否 0 |
| 信息服务易用性（B） | 平台是否可按科室查找医生等信息（B1） | 是 1，否 0 |
|  | 是否提供平台导航服务（B2） | 是 1，否 0 |
|  | 是否有平台操作指南（B3） | 是 1，否 0 |
|  | 是否有信息智能推荐（B4） | 是 1，否 0 |

---

① 丁雨薇、翟兴、王沁翔等：《互联网中医医院信息服务质量评价指标体系构建研究》，《中国医院》2022 年第 5 期。

| 一级指标 | 二级指标 | 评分标准 |
|---|---|---|
| 隐私信息保护性（C） | 平台是否有匿名发布功能（C1） | 是 1，否 0 |
| | 平台是否有隐藏用户性别功能（C2） | 是 1，否 0 |
| | 平台是否有隐藏用户年龄功能（C3） | 是 1，否 0 |
| | 平台是否提供隐私保护声明（C4） | 是 1，否 0 |
| 信息服务全面性（D） | 平台注册医生信息（D1） | ＊位 |
| | 平台收录药品信息（D2） | ＊种 |
| | 平台收录疾病信息（D3） | ＊种 |
| 可接触性（E） | 平台是否有智能机器人（E1） | 是 1，否 0 |
| | 平台是否提供留言功能（E2） | 是 1，否 0 |
| | 平台是否提供评价功能（E3） | 是 1，否 0 |
| 平台响应性（F） | 咨询平均回复时间（F1） | ＊分钟 |
| | 网页平均响应时间（F2） | ＊秒 |
| 中医特色（G） | 平台是否有中医科普资讯（G1） | 是 1，否 0 |
| | 中医医疗服务多样性（G2） | ＊种 |
| | 中医类科室分类是否明确（G3） | 是 1，否 0 |
| | 是否提供中药代煎服务（G4） | 是 1，否 0 |
| | 是否提供中药代煎配送服务（G5） | 是 1，否 0 |

＊：指数量。

## （二）调查结果

通过对互联网中医医院信息服务质量评价指标进行设计与内容遴选，构建评价指标体系并进行案例分析，可以为促进互联网中医医院的信息服务发展提供建议。根据最终建立的评价指标体系，从一级指标各个维度来评价全国各个地区互联网中医医院信息服务发展的现状，得到互联网中医医院信息服务质量的评价结果（见表2）。

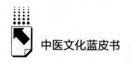

### 表2 互联网中医医院信息服务质量评价结果

| 一级指标 | 二级指标 | 东北部 | | | 东部 | | | 中部 | | | 西部 | | |
|---|---|---|---|---|---|---|---|---|---|---|---|---|---|
| | | HLJ TCM | CC TCM | LN TCM | BJ TCM | SH TCM | JS TCM | HN TCM | AH TCM | HB TCM | NMG TCM | YN TCM | NX TCM |
| A | A1 | 1 | 1 | 1 | 1 | 1 | 1 | 1 | 1 | 1 | 1 | 1 | 1 |
| | A2 | 0 | 0 | 0 | 0 | 0 | 0 | 0 | 1 | 0 | 0 | 0 | 0 |
| | A3 | 0 | 0 | 0 | 0 | 0 | 0 | 0 | 1 | 0 | 0 | 1 | 0 |
| | A4 | 0 | 0 | 0 | 1 | 1 | 1 | 0 | 1 | 0 | 1 | 1 | 1 |
| B | B1 | 1 | 1 | 1 | 1 | 1 | 1 | 1 | 1 | 1 | 1 | 1 | 1 |
| | B2 | 1 | 1 | 0 | 0 | 1 | 0 | 1 | 1 | 0 | 0 | 0 | 0 |
| | B3 | 0 | 1 | 1 | 1 | 1 | 0 | 1 | 1 | 0 | 1 | 1 | 1 |
| | B4 | 1 | 1 | 1 | 1 | 1 | 1 | 0 | 1 | 1 | 1 | 1 | 1 |
| C | C1 | 1 | 1 | 1 | 1 | 0 | 0 | 1 | 1 | 1 | 1 | 1 | 1 |
| | C2 | 0 | 0 | 0 | 1 | 1 | 1 | 1 | 1 | 1 | 1 | 1 | 1 |
| | C3 | 1 | 1 | 1 | 1 | 1 | 1 | 1 | 1 | 1 | 1 | 1 | 1 |
| | C4 | 1 | 1 | 1 | 1 | 1 | 1 | 1 | 1 | 1 | 1 | 1 | 1 |
| D | D1 | 385 | 410 | 500 | 275 | 485 | 94 | 837 | 303 | 259 | 298 | 64 | 653 |
| | D2 | 0 | 0 | 0 | 0 | 0 | 0 | 0 | 476 | 0 | 0 | 0 | 0 |
| | D3 | 0 | 0 | 0 | 0 | 0 | 0 | 0 | 11509 | 0 | 0 | 0 | 176 |
| E | E1 | 0 | 1 | 0 | 0 | 1 | 1 | 0 | 1 | 0 | 1 | 0 | 1 |
| | E2 | 0 | 1 | 0 | 1 | 1 | 1 | 1 | 0 | 0 | 1 | 1 | 1 |
| | E3 | 1 | 1 | 1 | 1 | 1 | 0 | 1 | 1 | 1 | 1 | 0 | 1 |
| F | F1 | 60 | 60 | 30 | 8 | 10 | 26 | 40 | 22 | 15 | 80 | 120 | 120 |
| | F2 | 0.1 | 1 | 0.5 | 0.1 | 0.1 | 0.5 | 0.1 | 0.1 | 2 | 0.1 | 1 | 2 |
| G | G1 | 1 | 1 | 1 | 0 | 1 | 1 | 1 | 1 | 0 | 1 | 0 | 1 |
| | G2 | 3 | 3 | 6 | 1 | 3 | 3 | 3 | 3 | 4 | 2 | 2 | 6 |
| | G3 | 1 | 1 | 1 | 1 | 1 | 1 | 1 | 1 | 1 | 1 | 1 | 1 |
| | G4 | 1 | 1 | 1 | 1 | 1 | 1 | 0 | 0 | 0 | 0 | 0 | 0 |
| | G5 | 1 | 1 | 1 | 1 | 0 | 1 | 0 | 0 | 0 | 0 | 0 | 0 |

注：HLJTCM：黑龙江中医药大学附属二院互联网医院；CCTCM：长春中医药大学附属医院互联网医院；LNTCM：辽宁中医药大学附属医院互联网医院；BJTCM：北京中医医院互联网医院；SHTCM：上海中医药大学附属龙华医院互联网医院；JSTCM：江苏省中医院互联网医院；HNTCM：河南中医药大学第一附属医院京东互联网医院；AHTCM：安徽省中医院互联网医院；HBTCM：湖北省襄阳市中医医院互联网医院；NMGTCM：内蒙古自治区中医医院互联网医院；YNTCM：云南省宾川县中医院互联网医院；NXTCM：宁夏中医医院暨中医研究院互联网医院。

由于不同评价指标的属性和评价标准不同，我们无法对不同的指标进行比较、加权、求和等种种后续操作。为了消除不同评价指标之间存在的差异，便于对数据进行后续比较分析，因此对评价结果进行标准化处理（见表3）。

表3　互联网中医医院信息服务质量评价标准化结果

| 一级指标 | 二级指标 | 东北部 | | | 东部 | | | 中部 | | | 西部 | | |
|---|---|---|---|---|---|---|---|---|---|---|---|---|---|
| | | HLJ TCM | CC TCM | LN TCM | BJ TCM | SH TCM | JS TCM | HN TCM | AH TCM | HB TCM | NMG TCM | YN TCM | NX TCM |
| A | A1 | 1 | 1 | 1 | 1 | 1 | 1 | 1 | 1 | 1 | 1 | 1 | 1 |
| | A2 | 0 | 0 | 0 | 0 | 0 | 0 | 0 | 1 | 0 | 0 | 0 | 0 |
| | A3 | 0 | 0 | 0 | 0 | 0 | 1 | 0 | 1 | 0 | 0 | 1 | 0 |
| | A4 | 0 | 0 | 0 | 1 | 1 | 1 | 0 | 1 | 0 | 1 | 1 | 1 |
| B | B1 | 1 | 1 | 1 | 1 | 1 | 1 | 1 | 1 | 1 | 1 | 1 | 1 |
| | B2 | 1 | 1 | 0 | 0 | 1 | 0 | 1 | 1 | 0 | 0 | 0 | 0 |
| | B3 | 0 | 1 | 1 | 1 | 1 | 0 | 1 | 1 | 0 | 1 | 1 | 1 |
| | B4 | 1 | 1 | 1 | 1 | 1 | 1 | 0 | 1 | 0 | 1 | 1 | 1 |
| C | C1 | 1 | 1 | 1 | 1 | 0 | 0 | 1 | 1 | 1 | 1 | 1 | 1 |
| | C2 | 0 | 0 | 0 | 1 | 1 | 1 | 1 | 1 | 1 | 1 | 1 | 1 |
| | C3 | 1 | 1 | 1 | 1 | 1 | 1 | 1 | 1 | 1 | 1 | 1 | 1 |
| | C4 | 1 | 1 | 1 | 1 | 1 | 1 | 1 | 1 | 1 | 1 | 1 | 1 |
| D | D1 | 0.42 | 0.45 | 0.56 | 0.27 | 0.54 | 0.04 | 1.00 | 0.31 | 0.25 | 0.30 | 0.00 | 0.76 |
| | D2 | 0.00 | 0.00 | 0.00 | 0.00 | 0.00 | 0.00 | 0.00 | 1.00 | 0.00 | 0.00 | 0.00 | 0.00 |
| | D3 | 0.00 | 0.00 | 0.00 | 0.00 | 0.00 | 0.00 | 0.00 | 1.00 | 0.00 | 0.00 | 0.00 | 0.02 |
| E | E1 | 0 | 1 | 0 | 0 | 1 | 1 | 0 | 0 | 0 | 1 | 0 | 1 |
| | E2 | 0 | 1 | 0 | 1 | 1 | 1 | 1 | 0 | 1 | 1 | 1 | 1 |
| | E3 | 1 | 1 | 1 | 1 | 1 | 0 | 1 | 1 | 1 | 1 | 0 | 1 |
| F | F1 | 0.46 | 0.46 | 0.20 | 0.00 | 0.02 | 0.16 | 0.29 | 0.13 | 0.06 | 0.64 | 1.00 | 1.00 |
| | F2 | 0.00 | 0.47 | 0.21 | 0.00 | 0.00 | 0.21 | 0.00 | 0.00 | 1.00 | 0.00 | 0.47 | 1.00 |
| G | G1 | 1 | 1 | 1 | 0 | 1 | 1 | 1 | 1 | 0 | 1 | 0 | 1 |
| | G2 | 0.40 | 0.40 | 1.00 | 0.00 | 0.40 | 0.40 | 0.40 | 0.40 | 0.60 | 0.20 | 0.20 | 1.00 |
| | G3 | 1 | 1 | 1 | 1 | 1 | 1 | 1 | 1 | 1 | 1 | 1 | 1 |
| | G4 | 1 | 1 | 1 | 1 | 1 | 1 | 0 | 0 | 0 | 0 | 0 | 0 |
| | G5 | 1 | 1 | 1 | 1 | 0 | 1 | 0 | 0 | 0 | 0 | 0 | 0 |

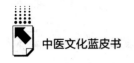
### 1. 信息服务效率

在信息服务效率方面，东北部、东部、中部和西部互联网中医医院的加权总得分分别为3、7、6、7（见图1）。其中，中部地区的安徽省中医院互联网医院得分最高，东部地区的江苏省中医院互联网医院和西部地区的云南省宾川县中医院互联网医院次之，东北部地区的互联网中医医院信息服务效率评分普遍略低。就信息服务效率维度的评分情况来看，东、中、西部的互联网中医医院信息服务效率得分整体上差距不明显，但均优于东北部的互联网中医医院。

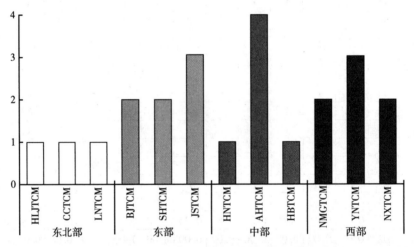

**图1　各区域互联网中医医院信息服务效率得分**

从信息服务效率的各二级指标来看（见表3），4个地区的互联网中医医院均提供医生信息搜索服务，提供疾病信息搜索服务的包括东部、西部和中部地区各1家互联网中医医院，提供问答信息搜索服务的包括东部和西部地区的3家互联网中医医院和中部地区的安徽省中医院互联网医院，而仅有1家互联网中医医院提供药品信息搜索服务。其中，值得关注的是中部地区的安徽省中医院互联网医院提供包括医生、疾病、问答和药品信息的搜索服务。这表明，在互联网中医医院信息服务方面，中部地区的安徽省中医院互联网医院信息搜索服务相较其他互联网中医医院的信息搜索服务更为全面，其他互联网中医医院的信息服务方面有所欠缺，还存在可优化完善之处。此外，各地区的互联网中医医院应增加药品信息和疾病信息的搜索服务设置，从而帮助患者更高效地进行用药获益—风险评估和疾病诊断，提高信息服务效率。

### 2. 信息服务易用性

在信息服务易用性方面，东北部、东部、中部和西部地区互联网中医医院的加权总得分分别为10、9、8、9（见图2）。其中东北部地区的互联网中医医院信息服务易用性得分最高，中部地区的互联网中医医院信息服务易用性得分最低。就信息服务易用性维度的评分情况来看，各地区互联网中医医院信息服务易用性得分差距不大，总体上东北部地区互联网中医医院信息服务易用性优于其他地区互联网中医医院。

从信息服务易用性的各二级指标来看（见表3），4个地区的互联网中医医院均可按科室查找医生信息，东北部、东部和西部地区互联网中医医院均有信息智能推荐服务，大部分互联网中医医院都有平台操作指南，而只有东北部、东部和中部地区少数几家互联网中医医院提供平台导航服务。其中，东北部长春中医药大学附属医院互联网医院、东部上海中医药大学附属龙华医院互联网医院和中部安徽省中医院互联网医院均提供按科室查找医生信息、平台导航、平台操作指南和信息智能推荐服务，信息服务更方便患者使用。总体来看，大部分地区的互联网中医医院缺少平台导航服务，而导航

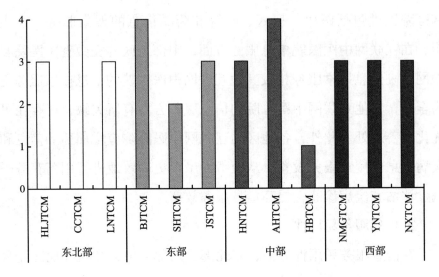

**图2 各区域互联网中医医院信息服务易用性得分**

作为引导用户在信息平台实现浏览和查询目标的工具，对于用户获取信息的效率和体验具有非常重要的作用①，因此各地区互联网中医医院应增加平台导航服务，从而提高用户的信息获取效率以及使用意愿。

### 3.隐私信息保护性

在隐私信息保护性方面，东北部、东部、中部和西部地区互联网中医医院的加权总得分分别为9、10、12、12（见图3）。其中，中部和西部地区的互联网中医医院隐私信息保护性得分最高，东北部地区的互联网中医医院隐私信息保护性得分最低。就隐私信息保护性维度的评分情况来看，总体上东、中、西部地区互联网中医医院隐私信息保护性得分差距不大，但均优于东北部地区互联网中医医院。

---

① 曹树金、曹茹烨、龙影：《用户体验视角下网络辟谣平台导航优化研究——基于眼动实验与访谈的分析》，《现代情报》2023年第6期。

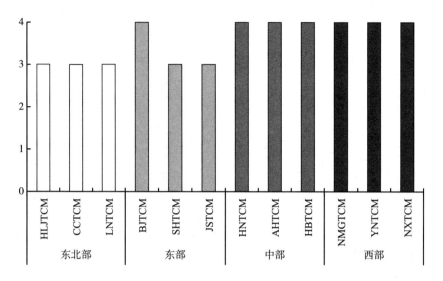

**图3　各区域互联网中医医院隐私信息保护性得分**

从隐私信息保护性的各二级指标来看，4个地区的互联网中医医院均提供隐私保护声明和隐藏用户年龄（仅对就诊医生公开年龄信息）的功能，东、中、西部地区互联网中医医院均有隐藏用户性别的功能，东北部和中、西部地区互联网中医医院均具有匿名发布的功能。总体来看，各地区互联网中医医院都很重视保护用户隐私信息，隐私信息保护功能设置全面，仅有个别互联网中医医院略微欠缺，在后续发展中可不断增加隐私信息保护的相关功能，为用户的人身安全和心理安全带来更多保障，从而提升用户体验。

### 4. 信息服务全面性

在信息服务全面性方面，东北部、东部、中部和西部互联网中医医院在平台注册医生信息资源方面都有提供，但在平台收录药品信息以及疾病信息方面都有所欠缺（见表3）。

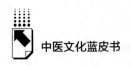

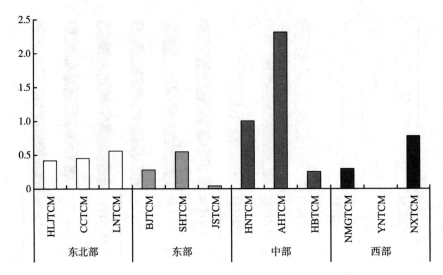

图4　各区域互联网中医医院信息服务全面性得分

从信息服务全面性的二级指标来看（见图4），4个地区互联网中医医院平台注册医生的数量略有差别，中部3家互联网中医医院平台注册医生数量较多，东部3家互联网中医医院平台注册医生数量相对较少。从平台收录的疾病信息和药品信息来看，除中部安徽省互联网中医医院在疾病与药品信息方面有所提供、西部宁夏中医医院暨中医研究院互联网医院在疾病信息方面有所提供之外，其他互联网中医医院都未提供疾病与药品信息。互联网中医医院提供药品与疾病信息可以让患者更清楚地了解自己的疾病状况，对患者后续的治疗康复也是大有益处的。

5. 可接触性

在可接触性方面，东北部、东部、中部和西部互联网中医医院的加权总得分分别为5、7、4、7（见图5）。其中，东部和西部地区互联网中医医院评分一样高，中部地区互联网中医医院评分最低。就可接触性维度的评分情况看，总体上东北部、东部、西部的互联网中医医院可接触性得分相差不多，且均优于中部的互联网中医医院。

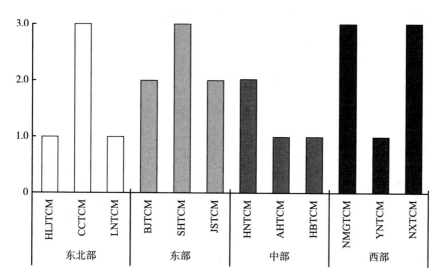

**图5　各区域互联网中医医院可接触性得分**

从可接触性的二级指标来看，东北地区和中部地区的互联网中医医院均提供评价功能，东部与西部地区的互联网中医医院均提供留言互动功能，东部与西部均有两家医院提供智能机器人服务。相较而言，中部地区在评价、留言与智能机器人提供方面均有欠缺，有待加强。留言互动功能，可以加强医患之间的沟通，方便及时解答患者疑问，缓解患者焦虑，提高患者的满意度。互联网医院提供留言互动功能便于医院收集患者的反馈和意见，可提升医疗服务质量、扩大服务范围、提高互联网中医医院的管理效率。

### 6.平台响应性

在平台响应性方面，东北部、东部、中部和西部互联网中医医

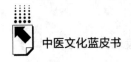

院从平台回复时间与页面响应时间综合来看（见表3），东部地区的平台响应时间最短，西部地区的平台响应时间最长。其中，西部地区宁夏中医医院暨中医研究院互联网医院的平台回复时间与页面响应时间最长，东部地区北京中医医院互联网医院的平台回复时间与页面响应时间最短。

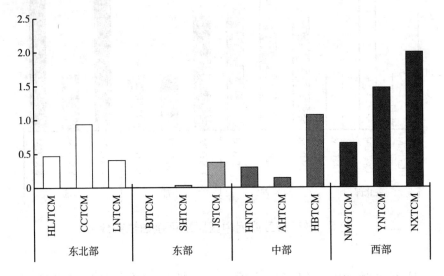

**图6　各区域互联网中医医院平台响应性得分**

互联网中医医院平台响应速度快，可以提高用户的体验感，让用户在使用平台时感受到流畅和便捷，提高用户对平台的信任感和满意度，可以提高医疗服务的效率和质量，让医生可以快速地获取患者的信息和病情，及时进行诊断和治疗，提高医疗服务的准确性和效果，对于降低系统故障率、提高医院形象和促进学术交流具有重要益处。

**7. 中医特色**

在中医特色方面，东北部、东部、中部和西部互联网中医医院的加权总得分（除中医特色医疗服务种类）分别为 15、13、8、8（见图 7）。就中医特色的评分情况看，总体上东中西部的互联网中医医院的中医特色得分稍有差距，东北部的中医特色建设优于其余地区，中部和西部地区的中医特色建设相对落后。

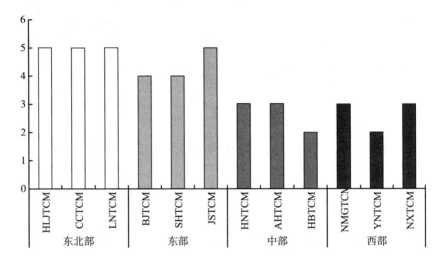

**图 7　各区域互联网中医医院中医特色得分（除中医特色医疗服务种类）**

从中医特色的二级指标（除中医特色医疗服务种类）来看，东北地区的 3 所互联网中医医院在平台科普资讯、科室分类、代煎药服务、代煎药配送、中医类药品购买服务五方面均有提供，中部和西部地区的互联网中医医院均没有提供代煎药服务和代煎药配送服务。中医特色医疗服务种类东北部、东部、中部和西部互联网中医医院的加权总得分分别为 12、7、10、10（见图 8）。总体上差距较小，但东北部地区的中医特色医疗服务较多，东部相对较少。

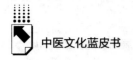

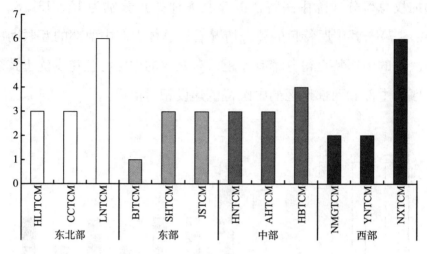

**图 8　各区域互联网中医医院中医特色医疗服务种类得分**

## 四　我国互联网中医医院信息服务发展存在的问题

### （一）信息安全面临挑战

在互联网医疗服务中，医患皆要进行个人信息注册。患者需要提交手机号码等个人基本信息，第三方远程医疗 App 则要提供医师从业资料和相关资质证明照片，这些都成为信息泄露的隐患，医患隐私信息保护面临严峻挑战。除此之外，目前除极少数三甲医院试水互联网医院模式外，已运营的互联网医疗服务机构水平、资质参差不齐，工作人员来源、层次复杂。由于其运营机制不详，故无法对外保障信息安全，信息安全管理机制亟待明确和解决。

## （二）信息服务质量参差不齐

互联网中医医院在服务过程中存在信息不透明的情况，例如，医生的资质、治疗方案等信息不够详细，患者难以了解治疗过程和结果，导致患者对服务质量产生疑虑。除此之外，由于互联网中医医院的运营模式和管理机制不同，服务质量参差不齐，有些医院的医生水平较高，但有些医院的医生水平较低，导致患者无法得到高质量的服务。互联网中医医院的服务流程缺乏标准化，导致患者在接受服务的过程中难以得到一致的体验，同时也难以保证服务的质量和效率。互联网中医医院的监管机制相对较弱，导致一些不规范的行为和不良的服务质量无法得到有效的监督和管理。

## （三）信息技术有待优化

虽然互联网中医医院的出现为患者提供了便利，其服务质量却有待提高。据统计，我国现有的互联网医院日均诊疗量在 50 人次以下者占比较高，与庞大的西医互联网医院相比，中医互联网医院仍存在规模小、业务量少、发展滞后和信息化水平低等不足。一方面，中医因讲究"望闻问切"和四诊合一，涉及不同于西医的伦理问题，且因人而异，在互联网平台进行诊疗存在更大难度。另一方面，互联网中医医院的建设和运营需要克服诸如网络稳定性、数据安全性等技术难题。另外，虽然我国已经出台了一系列的法律法规来规范互联网医院的运营，但在实际操作中，仍然存在一些问题，例如一些地方的医保政策并不支持互联网医院的诊疗服务，这在一定程度上限制了互联网中医医院的发展。

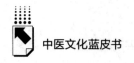

## （四）中医特色欠缺

一方面，互联网中医医院在服务中缺乏中医特色，如中医诊断、中医治疗等。一些互联网中医医院的医生并不具备中医执业资格，或者只掌握了西医的诊疗方法，而缺乏中医的理论基础和诊疗技能。另一方面，互联网中医医院在服务中存在标准化问题，如中医诊断和治疗的标准化程度不够高，难以满足中医临床实践的需要。此外，互联网中医医院的发展还存在中医文化传承问题，一些传统的中医诊疗方法和技术在互联网时代难以得到传承和发展。

# 五　我国互联网中医医院信息服务发展对策

## （一）规范互联网中医医院运营机制

我国已经出台了一系列的法律法规来规范互联网医院的运营，为互联网医院的诊疗提供了法律约束与保障。例如，2018 年，国家卫生健康委员会、国家中医药管理局印发《互联网诊疗管理办法（试行）》《互联网医院管理办法（试行）》《远程医疗服务管理规范（试行）》等法律法规，以规范互联网医院的运营。医院应明确网络安全的总体目标，清晰梳理网络安全建设的治理思路，在互联网医院运营管理过程中，持续开展网络安全治理工作。例如，完善防火墙、入侵检测、漏洞扫描、病毒防护、数据库审计、主机安全审计等安全措施和手段，以及加强数据灾备、云计算安全等方面的防护①。对于信息安全的防护，需要培养针对钓鱼邮件、恶意网页、弱密码设置等典型问题的安全防护意识和能力，降低安全意识和能力不足带来的网络安全隐患。同时，医院信息化建设需要持续进行，以适应信息技术的不断发展②。对于互联网医院的运营者来说，需要提升网络安全意识，加强对信息安全的重视，防止因为疏忽而导致信息泄露等问题。

## （二）加强互联网中医医院服务质量建设

首先，互联网中医医院的发展需要具备中医执业医师资格的医生和技术人才，需要加强培养具备中医理论和实践技能的人才。其次，应加大中医诊疗标准化，建立中医诊疗规范，规范中医诊疗流程，提高中医诊疗的科学性和准确性。最后，应加大对互联网中医医院服务的监管力度，建立完善的服务质量评估体系和监管机制，加强对服务质量的监督检查和评估，及时发现和纠正服务质量问题。此外，互联网中医医院服务质量的提高离不开技术支持和创新，应加强技术创新和应用，例如采用人工智能、大数据等技术，提高中医诊疗的精准度和效率，为患者提供更加优质的中医诊疗服务。

## （三）改善互联网中医医院运营环境

稳定的网络基础设施，包括高速稳定的网络连接、安全可靠的

---

① 叶冠成、陈佳祺、张少辉等：《中医互联网医疗发展现状、问题及应对策略探究》，《中国医院》2023 年第 11 期。

② 刘翰腾、王毅、陈宗耿等：《现代医院网络安全管理面临的挑战和对策》，《中国信息安全》2022 年第 7 期。

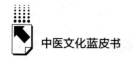

服务器等，对互联网中医医院的运营发展至关重要，因此，互联网中医医院应加强网络基础设施建设，提高网络连接的稳定性和速度。互联网中医医院的网络安全防护非常关键，需要建立完善的网络安全防护体系，加强对网络攻击的监测和防范，确保网络数据的安全性和隐私性。互联网中医医院需要加强数据管理和分析，建立完善的数据管理系统和分析平台，提高数据的准确性和可靠性，为中医诊疗提供科学依据。

### （四）加强培养互联网中医医院中医素养

互联网中医医院应积极参与中医教育培训，通过线上线下相结合的方式，为医护人员提供专业的中医知识和技能培训，提高医护人员的中医素养和服务水平。

互联网中医医院可以通过网站、微信公众号等渠道，向社会宣传中医文化，普及中医知识，增强人们对中医的认知和信任。互联网中医医院需加强中药材的采购和管理，保证中药材的质量和安全性，为中医诊疗提供可靠的保障。

# B.4
# 2023年中医互联网诊疗服务使用情况调查

郑秋莹　曹　宁　李泉江　钱芊蕊*

**摘　要：** 随着数字技术的发展以及国家对各领域各行业数字化的推动，中医药就医服务从院内延伸到院外，拓展了中医医院服务半径。本报告在回顾中医互联网医疗服务发展政策背景之上，厘清中医互联网医疗服务的应用场景，进行自填式问卷调查，通过将地区、性别、年龄结构三项指标作为控制特征的配额抽样法，由调查组成员在全国范围发放问卷，调研患者在使用中医互联网医疗服务时诊前、诊中和诊后的具体行为情况，最终得到配额样本问卷420份。总体来看，目前中医互联网服务中线上门诊挂号使用率（77.6%）最高；对健康管理有需求的患者数量最多，占总人数的88%；月收入对患者选择中医互联网诊疗服务的影响最大（$P = 0.006 < 0.05$）；患者对中医互联网诊疗服务风险还存在很大顾虑，82.4%的受访者表示对线上诊疗的准确度表示担忧。通过对具体情况的分析，中医互联网医院既要逐步完善中医互联网医院诊疗服务的定价问题，又要通过收集患者反馈数据不断优化中医互联网诊疗平台的用户体验，

---

* 郑秋莹，管理学博士，北京中医药大学管理学院教授，硕士生导师，主要研究方向为数字健康与消费行为、医药管理；曹宁，北京中医药大学管理学院硕士研究生；李泉江，北京中医药大学管理学院硕士研究生；钱芊蕊，北京中医药大学护理学院本科生。

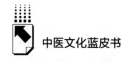
吸引更多患者选择并信任互联网医院；同时，要加大对优秀中医互联网医院平台的推荐及宣传力度，使其逐步走进人们的视野。

**关键词：** "互联网+中医" 中医互联网医院 高质量发展

在中国，越来越多的居民开始使用线上医疗。根据统计，2020年12月底，在线医疗用户的人数就已经达到了2.15亿人，占全部网民数的21.7%①。业内分析人士称，这标志着在这个拥有十几亿人口的国家，提供医疗服务的方式迎来了一个分水岭，可以作为全球互联网医疗发展的一个榜样②。贝恩咨询公司专注于亚太地区医疗保健问题的顾问维克拉姆·卡普尔说，中国已经拥有世界最先进的数字医疗系统，"全世界大多数医疗系统都指望中国作为未来虚拟医疗服务创新的主要来源"③。

中医学作为中华民族原创的医学体系，是中华文明的杰出代表，深刻反映了中华民族的世界观、价值观、生命观、健康观和方法论，在维护国民健康方面有重要的作用。当古老的中医遇上不断更新的现代互联网，服务创新变得更具挑战。自

---

① 郭航、车建宏、赵丽华：《"互联网+"让传统中医药焕发新活力》，《中国产经新闻》2021年8月14日，第4版。

② 《人民日报海外版》，《中国互联网医疗势头强劲》［N］，《人民日报》2020年11月5日。

③ 《美媒：中国互联网医疗业迎来大发展》，人民日报海外网，https：//baijiahao.baidu.com/s？id=1681608579343621834&wfr=spider&for=pc.2020-10-26/2020-11-09。

2020年至今，受新冠疫情的影响，互联网医疗受到广大民众的青睐。截至2022年12月，互联网中医医院新增患者数环比增长116.6%，新增问诊量环比增长54.6%。可见，无接触式的互联网中医医疗服务成为更多慢病患者在这个特殊时期的就诊首选之一①。

本调查在回顾中医互联网医疗服务发展政策背景之上，厘清中医互联网医疗服务的应用场景，通过配额抽样的方式，调研患者在使用中医互联网医疗服务时诊前、诊中和诊后的具体行为情况，以期为中医互联网医疗的发展提供参考。

# 一　中医互联网医疗服务发展政策背景

## （一）中医互联网医疗服务发展的政策历程

自2015年以来，国家层面共发布13条与"互联网+中医药"相关的政策，其中有4条由国务院发布，6条由国家中医药管理局发布，1条由国家卫健委、国家中医药管理局联合发布，1条由国家中医药管理局、科技部联合发布，1条由国家卫健委、国家中医药管理局、国家疾控局联合发布。

1.起步阶段（2015~2017年）

2015年，国务院办公厅发布《中医药健康服务发展规划（2015—2020年）》，首次提出要探索发展用于中医诊疗的便携式

---

① 武东、申敬旺主编《互联网+中医医疗数据报告2022》，中国医药新闻信息协会中医药产业信息分会，2023。

健康数据采集设备，发展自动化、智能化的中医药健康信息服务，由此开始了中医药与互联网的融合。2016年，国务院发布《中医药发展战略规划纲要（2016—2030年）》，正式提出要推动发展"互联网+"中医医疗。2017年，国家中医药管理局颁布《关于推进中医药健康服务与互联网融合发展的指导意见》，在文件中明确指出要充分发挥中医药特色优势，大力拓展中医药健康服务与互联网融合的广度和深度，着力创新中医药健康服务模式①。"互联网+中医药"迈入稳步发展期。

2. 规范阶段（2018~2020年）

2018年，国家卫健委、国家中医药管理局发布《关于印发互联网诊疗管理办法（试行）等3个文件的通知》，对于互联网医院准入、职业规则、监管及互联网医院各项基本标准作出规定。互联网医院的发展逐渐规范化、标准化。2019年，国家中医药管理局发布《中医医院信息化建设基本规范（修订）（征求意见稿）》《中医医院信息系统基本功能规范（修订）（征求意见稿）》，明确规定了中医医院信息化建设的相关规范。2020年，国家卫健委发布《关于加强全民健康信息标准化体系建设的意见》，明确要开展"互联网+中医药"、中医药健康服务等领域的中医药信息标准研究。

这一阶段，在持续发展中医互联网医疗服务的基础上不断开展"互联网+中医药"、中医药健康服务等领域的中医药信息标准

---

① 国家中医药管理局：《国家中医药管理局关于推进中医药健康服务与互联网融合发展的指导意见》［EB/OL］，https：//www.gov.cn/gongbao/content/2018/content_ 5299628.htm，2017年12月4日。

研究，并对互联网医院的准入、监管及基本标准作出规定，把互联网中医院的医疗服务行为纳入质控体系，实现线上线下一体化的监管。

### 3. 发展阶段（2021年至今）

随着信息技术与卫生健康领域的融合逐渐加深，国家进一步提出不仅要建设互联网医院，更要在互联网医院的基础上建设智慧医院。2022年，国务院办公厅印发《"十四五"中医药发展规划》，其中指出要推进智慧医疗、智慧服务、智慧管理"三位一体"的智慧中医医院建设；建设中医互联网医院，发展远程医疗和互联网诊疗，构建覆盖诊前、诊中、诊后的线上线下一体化中医医疗服务模式[①]。同年，国家卫健委、国家中医药管理局、国家疾控局发布的《关于印发"十四五"全民健康信息化规划的通知》中明确提出推动构建以中医电子病历、电子处方等为重点的基础数据库。全国各地一系列政策的落地实施，进一步促进数字技术与中医医疗产业的融合，赋能中医医疗服务产业转型升级，中医医院迎来新机遇，推动我国数字医疗市场的发展。

在国家宏观政策的引导与规范标准的指导下，中医医院作为我国医疗系统的重要组成部分，借助现代信息技术开展在线医疗服务是大势所趋，"互联网+中医"对于中医医院来说，是医院发展的必然需求。

---

① 国务院办公厅：《国务院办公厅关于印发"十四五"中医药发展规划的通知》［EB/OL］，https：//www.gov.cn/zhengce/content/2022 - 03/29/content _ 5682255.htm，2022年3月29日。

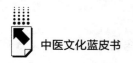

表1　中医互联网医院核心国家政策文件及主要内容

| 年份 | 名称 | 主要内容 |
|---|---|---|
| 2015 | 《中医药健康服务发展规划（2015—2020年）》（国办发〔2015〕32号） | 探索发展用于中医诊疗的便携式健康数据采集设备，发展自动化、智能化的中医药健康信息服务 |
| 2016 | 《国家中医药管理局关于印发中医药信息化发展"十三五"规划的通知》 | 探索互联网中医药服务模式，鼓励建立互联网中医院、掌上中医院、"智慧中医诊所"。开展互联网延伸医嘱、电子处方等网络中医医疗服务应用 |
| 2016 | 《中医药发展战略规划纲要（2016—2030年）》（国发〔2016〕15号） | 推动"互联网+"中医医疗。探索互联网延伸医嘱、电子处方等网络中医医疗服务应用。利用移动互联网等信息技术提供在线预约诊疗、候诊提醒、划价缴费、诊疗报告查询、药品配送等便捷服务 |
| 2017 | 《国家中医药管理局关于推进中医药健康服务与互联网融合发展的指导意见》（国中医药规财发〔2017〕30号） | 深化中医医疗与互联网融合；发展中医养生保健互联网服务；推送中医药健康养老信息化；发掘中医药文化与健康旅游资源；促进中医药服务贸易信息交流；规范中医药健康大数据应用 |
| 2018 | 《关于加强中医药健康服务科技创新的指导意见》（国中医药科技发〔2018〕10号） | 研发中医医疗器械、辅助用具和系统，提升服务信息化智能化水平 |
| 2018 | 《国家中医药管理局　科技部　工业和信息化部、国家卫生健康委员会关于印发〈关于加强中医医疗器械科技创新的指导意见〉的通知》（国中医药科技发〔2018〕11号） | 研发可移动、可穿戴、智能化的"互联网+"中医医疗器械与辅助系统 |
| 2019 | 《中医医院信息化建设基本规范(修订)(征求意见稿)》《中医医院信息系统基本功能规范(修订)(征求意见稿)》（国中医药办规财函〔2019〕56号） | 中医医院信息化建设相关规范 |

| 年份 | 名称 | 主要内容 |
| --- | --- | --- |
| 2019 | 《中共中央国务院关于促进中医药传承创新发展的意见》 | 实施"互联网+中医药健康服务"行动,建立以中医电子病历、处方等为重点的基础数据库,鼓励依托医疗机构发展互联网中医医院,开发中医智能辅助诊疗系统,推动线上线下一体化服务和远程医疗服务 |
| 2020 | 《国家中医药管理局办公室关于加强信息化支撑新型冠状病毒肺炎疫情中医药防控工作的通知》(国中医药办规财函〔2020〕25号) | 加强中医医疗机构互联网诊疗服务;积极推进基层中医药互联网防控工作;广泛开展网上中医药咨询服务;深化"互联网+"政务服务;强化基础保障 |
| 2020 | 《关于加强全民健康信息标准化体系建设的意见》(国卫办规划发〔2020〕14号) | 开展"互联网+中医药"、中医药健康服务等领域的中医药信息标准研究 |
| 2022 | 《国家中医药管理局关于印发"十四五"中医药信息化发展规划的通知》(国中医药规财函〔2022〕238号) | 建设中医互联网医院,发展远程医疗和互联网诊疗,推动构建覆盖诊前、诊中、诊后的线上线下一体化中医医疗服务模式 |
| 2022 | 《关于印发"十四五"全民健康信息化规划的通知》(国卫规划发〔2022〕30号) | 深化数字中医药体系。鼓励地方加强中医医院信息化建设,加快信息基础设施提档升级,推动构建以中医电子病历、电子处方等为重点的基础数据库 |
| 2023 | 《国务院办公厅关于印发中医药振兴发展重大工程实施方案的通知》(国办发〔2023〕3号) | 围绕"互联网+医疗健康""五个一"服务要求,开展智慧中医医院建设,支撑便民惠民服务 |

## (二)基于政策的中医互联网医疗场景分析

对2015~2023年国务院办公厅、国家卫生健康委办公厅、国家医疗保障局、国家中医药管理局等下发的政策文件进行整理发

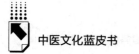

现，目前我国中医互联网医疗以中医电子病历、中医辨证论治智能服务系统、中医智慧云、中医线上"四诊"等作为技术支撑，为患者提供中医健康管理、线上体质辨识、中医健康养老和中医治未病等方面的核心服务，在此基础上也通过智慧中药房和线上用药咨询等方式为患者的用药需求提供辅助（见图1）。例如，杭州市目前已经开发出了一款中医治未病线上服务系统，系统可以根据居民上传的舌象图像与提交的问卷进行识别，给出舌象检测及问卷结果，系统会提供涵盖健康状态、体质分类等多维度的分析报告，提供自我穴位保健、饮食调养等个体化方案，实现居民的自我健康管理①。

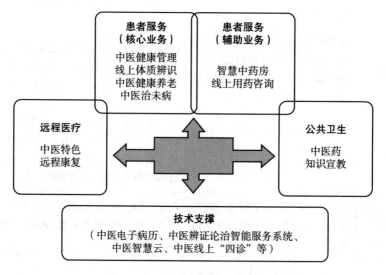

**图1 中医药互联网医疗服务场景**

---

① 《杭州市中医治未病线上服务系统来了》，杭州政协新闻网，https：//www.hzzx.gov.cn/cshz/content/2023-08/30/content_ 8609780.htm，2023年8月30日。

在国家政策的支持与中医互联网医院的建设下，中医特色远程康复项目成为远程医疗的一部分。中医康复历史悠久，在康复治疗中采用因人而异、因证而异的个体化辨证治疗，使康复治疗更有针对性，尤其是对冠心病等病种患者的预后可以发挥重要作用。这一远程项目的实现可以在一定程度上减轻患者的预后负担，使康复项目的可获得性大大提高。"互联网+中医"，也为中医药知识宣教提供了便利，各种形式的中医药知识科普越来越多地出现在大众视野中，可以引导人们建立良好的生活习惯。

"互联网+中医"的发展和国家各项政策的支持，为互联网中医医院的产生和发展奠定了坚实的技术基础和外部条件。在"互联网+医疗健康"和"五个一"服务的大力建设下，中医医院也要跟上时代的发展，不断促进中医药的文化与传承，不断推进互联网中医医院等项目的建设，提升互联网中医医院的服务质量，为人民的健康保驾护航。基于此，在了解相关政策的基础上，本课题设计了研究问卷，通过调研患者在使用中医互联网医疗服务时诊前、诊中和诊后的具体行为情况，为中医互联网医疗的发展提供参考。

## 二　资料来源与方法

### （一）问卷设计与抽样方案

#### 1. 问卷设计

本次调查采用问卷调查法，进行自填式问卷调查。通过问卷星对问卷进行录入和设计，由调查组成员向全国范围发放问卷，收集

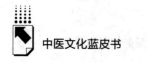

诊前情况（前期对中医互联网医院的需求）、诊中情景（中医互联网医院门诊服务）、诊后场景和被调查者基本情况4个角度的数据，分析目前中医互联网医院服务的使用情况。

2. 抽样方法及方案

研究对象确定好后，需从总体中抽取部分样本展开分析。基于实际运作方面及样本科学性的考虑，本研究将采用配额抽样和方便抽样相结合的方法。配额抽样是常见的一种非概率抽样方法。配额，即配置数额的意思，通过预先设置受访样本在一些属性特征（如性别、年龄、受教育程度等）上所要达到的数量，配额抽样可以使受访样本在这些属性特征上的比例分布更接近研究总体，或者更符合研究需求。在网络调查中，由于概率抽样难以实现，配额抽样被广泛应用，其相比于概率抽样更便捷、高效。尽管非概率抽样也存在抽样误差，但是在有限条件下，配额抽样是其中更有效、更科学的一种[1]。

本次配额抽样以地区、性别、年龄结构三项指标作为控制特征进行配额分配，其中地区根据中国统计年鉴统计分析时惯用的划分方式分为东部、中部、西部、东北部四个地区，性别分为男性和女性，年龄段分为18~29岁、30~39岁、40~49岁和50岁及以上。本研究3个控制项分别为地区、性别、年龄，为确定各个控制特征的比例分布情况，同时尽量保持样本数据分布在这三个控制项上与总体分布趋于一致，因此本研究基于相关官方人口调查的数据，经团队讨论来确定各个控制项在样本中的占比，并在样本数据获取时尽量按照配额数据完成。

① 陈权宝：《相互控制配额抽样样本的确定方法》，《连云港化工高等专科学校学报》1996年第2期，第28~30页。

## （二）样本情况

从年龄分布上看，本次调研的青年群体（18～29岁）最多，有154例，占比36.67%；其次是中老年群体（40～49岁），有113例，占比26.90%；中年群体（30～39岁）有106例，占比为25.24%；最后是高龄老人群体（50岁及以上），有47例，占比11.19%。从年龄分布上看，本次调查所搜集的样本基本能反映我国人口的年龄分布情况，与最初设想的配额比例基本一致。

从性别上看，本次调查的男性有199例，占比47.38%，女性有221例，占比52.62%。从目前的居住地上看，本次调查的东部人口有218例，占比51.90%；中部人口有68例，占比16.19%；西部人口有91例，占比21.67%；东北部人口有43例，占比10.24%。从月收入情况上看，月收入低于2000元的有156人，占比37.14%，月收入在2000～5000元的有106人，占比25.24%，月收入在5001～10000元有118人，占比28.1%，月收入在10000元以上的有40人，占比9.52%。从受教育情况上看，研究生学历的有45人，占比10.71%，本科学历的有34人，占比8.1%，大专学历的有226人，占比53.81%，高中及以下（含职高、中专、中技等）的有115人，占比27.38%。关于参加基本医疗保险类型的情况，有36人没有参加基本医疗保险，占比8.57%，有194人参保城镇职工医疗保险，占比46.19%，有160人参保了城镇居民医疗保险，占比38.1%，有30人享受公费医疗，占比7.14%，具体情况见表2。

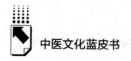 

### 表2 样本基本特征

单位：人，%

| 社会人口学特征 | 分布 | 频数 | 百分比 |
|---|---|---|---|
| 性别 | 男 | 199 | 47.38 |
| | 女 | 221 | 52.62 |
| 年龄 | 18~29 岁 | 154 | 36.67 |
| | 30~39 岁 | 106 | 25.24 |
| | 40~49 岁 | 113 | 26.90 |
| | 50 岁及以上 | 47 | 11.19 |
| 学历 | 研究生 | 45 | 10.71 |
| | 本科 | 34 | 8.10 |
| | 大专 | 226 | 53.81 |
| | 高中及以下（含职高、中专、中技等） | 115 | 27.38 |
| 职业 | 企业商务人员 | 26 | 6.19 |
| | 公务员或事业单位 | 62 | 14.76 |
| | 教师 | 60 | 14.29 |
| | 技术/研发人员 | 31 | 7.38 |
| | 全日制学生 | 139 | 33.10 |
| | 自由职业者 | 28 | 6.67 |
| | 离退休人员 | 8 | 1.90 |
| | 农民 | 14 | 3.33 |
| | 其他 | 52 | 12.38 |
| 月收入 | 2000 元以下 | 156 | 37.14 |
| | 2000~5000 元 | 106 | 25.24 |
| | 5001~10000 元 | 118 | 28.10 |
| | 10000 元以上 | 40 | 9.52 |
| 您参加的基本医疗保险类型 | 无 | 36 | 8.57 |
| | 城镇职工医疗保险 | 194 | 46.19 |
| | 城镇居民医疗保险 | 160 | 38.10 |
| | 公费医疗 | 30 | 7.14 |
| 地区 | 东部 | 218 | 51.90 |
| | 中部 | 68 | 16.19 |
| | 西部 | 91 | 21.67 |
| | 东北部 | 43 | 10.24 |
| 合计 | — | 420 | — |

通过样本的社会人口学特征可以看出，本研究所调查的样本具有较好的代表性，能较好地反映我国各地区、各年龄段的群体。

## 三 中医互联网诊疗服务使用现状

### （一）诊前服务情况

从整体来看，在常见的8种中医互联网医院服务［线上门诊挂号、在线检索（医生、疾病、医院）、远程中医复诊、远程中医问诊、在线中医宣教（图文、视频、课程）、在线中医导诊、购买中药饮片、购买中医养生产品］中，最广为使用的服务是在线检索功能与线上门诊挂号，使用率最低的为远程中医问诊与远程中医复诊，其中，在线检索功能129人几乎没有用过，177人使用过一些，114人使用过很多次，使用过的人数占问卷总人数的69.3%；而使用率最低的远程中医复诊有283人几乎没有用过，92人使用过一些，45人使用过很多次，使用过的人数占问卷总人数的32.6%。其余各项服务中线上门诊挂号151人几乎没有用过，175人使用过一些，94人使用过很多次；远程中医问诊280人几乎没有用过，92人使用过一些，48人使用过很多次；在线中医宣教175人几乎没有用过，173人使用过一些，72人使用过很多次；在线中医导诊237人几乎没有用过，133人使用过一些，50人使用过很多次；购买中药饮片182人几乎没有用过，161人使用过一些，77人使用过很多次；购买中医养生产品188人几乎没有用过，163人使用过一些，69人使用过很多次；具体情况见图2。

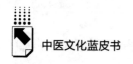
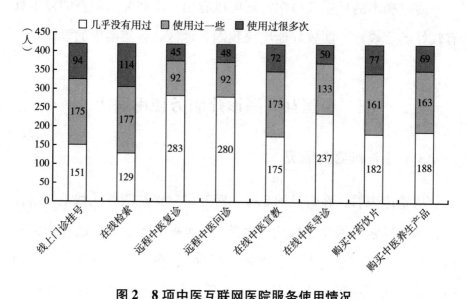

**图2　8项中医互联网医院服务使用情况**

经过问卷调研结果分析可知，年龄段、基本医保类型并不会影响患者选择服务时的倾向。学历会影响患者对在线检索的选择倾向（P<0.001），学历越高的患者，越少享受在线检索服务。男性患者相比女性患者，会更倾向于选择远程中医复诊（P=0.033）与远程中医问诊（P=0.049）。月收入会较为明显地影响患者选择，月收入更高的患者相较于月收入更低的患者，选择远程中医复诊（P=0.028）、远程中医问诊（P=0.009）、在线中医导诊（P=0.034）、在线中医宣教（P=0.041）的倾向更高，但是月收入更高的群体相比月收入更低的群体更加不愿意为中医互联网诊疗支付更高的价格（P=0.006），问卷中四档月收入分别为2000元以下、2000~5000元、5001~10000元、10000元以上，前三档人群内并不存在较大的付费意愿差距（P=0.064>0.05），差距主要存在于前三组人群与月收入 10000 元以上的人群。同时，患者的各项个人因素（性别、年龄段、学历、月收入、基本医保类型）并不会影响他们支持公立医院建设互联网医院的程度。

月收入对患者选择中医互联网诊疗服务的影响最大，会较大程度地影响患者对多项服务的选择倾向，结合基本医保类型并不影响患者服务选择，反映了大部分患者也认同当前我国互联网诊疗服务以自费为主的付费形式。同时，大部分患者对线上诊疗的信任度不够，更多的将其作为线下问诊的辅助手段，例如仅通过在线检索功能对自身健康情况及就医方式作出简单前期判断，或是选择线上门诊挂号辅助进行线下问诊。

## （二）诊中服务情况

结合当前中医互联网诊疗服务提供情况，整合出 7 种较为常见的诊中服务，其中，对健康管理有需求的患者数量最多，共 371 人，占总人数的 88.33%，其余服务中远程辨证开方 369 人，体质识别 348 人，在线复诊 365 人，中医在线宣教 351 人，健康促进 334 人，智能辨证 319 人，按照患者重视程度由高到低分别为：远程辨证开方（2.75）、体质识别（2.99）、健康管理（3.47）、在线复诊（3.54）、中医在线宣教（3.85）、健康促进（4.65）、智能辨证（5.27），详细情况见图 3。患者需求数量即需要该项服务的患者数，患者重视程度及在所有服务中，患者重视程度系数越小的服务，表示患者越为重视。可见相比体质识别、健康管理等保健服务，患者对远程辨证开方类医疗服务重视程度更高。因此，在开设互联网诊疗服务时，应当以此为基础，优先满足患者的基本医疗需

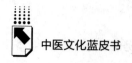

求。在人群方面，老龄人群相比低龄人群对健康促进（P＝0.031）与智能辨证（P＝0.014）重视程度更高。

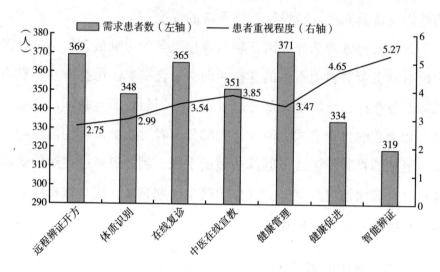

**图3 7种诊疗服务患者需求程度**

线上互联网医院作为新兴产物，为大众信赖需要一个不断宣传与改进的过程。患者对中医互联网诊疗服务风险还存在很大的顾虑，有346名受访者表示对线上诊疗的症状诊断准确度表示担忧，约占总人数的82.4%，将患者对线上诊疗的顾虑按照受重视程度排序分别为：症状诊断准确度（346人）、用药合理性（245人）、个人隐私安全（231人）、平台可靠性（217人）、医生的持续性（216人）、后续服务保证（197人）、线上服务价格（181人）、服务质量保障（179人）、医保支付（167人）、责任归属（166人），详见图4。可见相比医保支付、责任归属等诊疗后相关事项，患者更在意在线上互联网医院能否得到优质的医疗服务。而在人群方面，女性相比男性会更在意后续服务保证（P＝0.026）、医生的持续性（P＝0.03）、平台的可靠性（P＝0.021）。高学历人群会更加在意是否能够使用医保支付（P＝0.036）与用药合理性（P＝0.004）。有医保的人群相比没有医保的人群会更加在意平台的可靠性（P<0.001）。

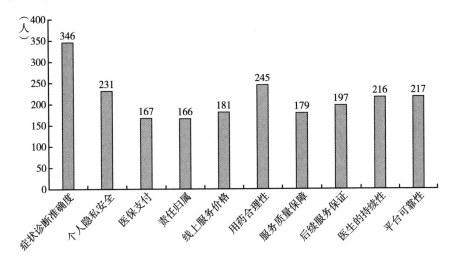

**图 4　中医互联网诊疗服务风险患者担忧数**

问卷结果显示，当前我国中医线上服务覆盖率较低。420份结果中，仅64名受试者表示其所在的基层医疗机构提供中医线上服务，占比15.2%，其中58人表示偶尔提供，经常提供中医线上服务的仅6人，占比1.4%。同时，市面上规模较大的中医互联网医院平台（上医仁家、小鹿医馆、平安好医生、随行康、大家中医、甘草医生、好大夫、微医、微脉等）人气也并不理想，仅有好大夫和平安好医生知名度较高，分别有198名和169名受访者表示对其有所了解，分别约占总人数的47.1%和40.2%，其余几家的知名度较低，如了解小鹿医馆86人、微医67人、上医仁家63人、

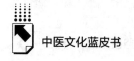

大家中医 59 人、甘草医生 48 人、微脉 40 人、随行康 21 人，详见图 5。同时，相比于中医线上诊疗平台（例如小鹿医馆），80% 的受访者更偏向于选择公立医院线上服务。

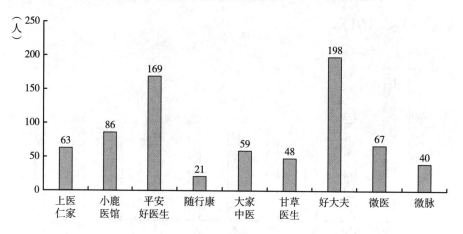

图 5　中医互联网医院平台知名度

## （三）诊后服务情况

中医诊疗是一个长期过程，而在后期病情有所缓解后，患者付出时间成本前往线下就医的倾向就会降低，线上互联网诊疗服务可以较好地解决这个问题，让小问题以小成本解决，63.8% 的患者表示他们在进行中医诊疗后，会选择线上服务进行诊后咨询。

# 四　结果与讨论

本研究基于问卷调查结果从中医互联网医院诊前、诊中、诊后服务三个方面得出以下研究结果并进行讨论。

## （一）诊前服务

中医互联网医院服务共有 8 项服务，包括线上门诊挂号、在线检索、远程中医复诊、远程中医问诊、在线中医宣教、在线中医导诊、购买中药饮片、购买中医养生产品。本研究问卷结果显示，在 8 项服务中，在线检索功能与线上门诊挂号使用率最高，远程中医问诊与远程中医复诊使用率最低。在线检索功能与线上门诊挂号为 8 项服务中最基础的服务，两项服务受众广，受到个人因素或价格因素的影响小，故使用率最高。基于该结果，国家及相关机构应利用多种媒介，如通过电视、社交媒体、社区活动等多种渠道进行宣传，逐步推广远程中医问诊与复诊两项服务，确保更多患者在需要医疗咨询及相关服务时可以考虑到运用互联网医院来满足自身需求。

另外，本研究从患者的各项个人因素（月收入、性别、学历、年龄段、基本医保类型）对选择互联网医院服务和支持建设互联网医院的影响进行调研，结果发现，月收入、性别、学历对选择服务有影响。月收入因素对患者选择中医互联网诊疗服务的影响最大，月收入更高的患者存在更大概率选择需花费相关费用的服务（远程中医复诊、远程中医问诊、在线中医导诊、在线中医宣教），这是由于月收入高的群体在选择中医互联网诊疗服务时自由度会更广，该群体可以依据自身所需选择与自身相适宜的服务，受到价格因素的限制小。同时，月收入高的群体会更加重视自身健康，更愿意投资高质量的医疗服务；性别因素也对患者选择有所影响，男性患者相比女性患者，会更倾向于选择远程中医复诊

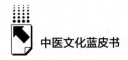

与远程中医问诊；学历因素会略微影响患者对在线检索的选择倾向，学历低的患者因自身知识储备少于学历高的患者，故更享受在线检索服务。年龄段、基本医保类型因素对患者选择服务时的倾向无明显影响。问卷结果也表明患者的各项个人因素并不会影响其支持公立医院建设互联网医院的程度。基于上述研究结果，应逐步完善中医互联网医院诊疗服务的定价问题，使互联网诊疗价位保持在一个合理的区间，且提供一定财政补贴、优惠价格，以降低患者的经济负担，从而扩大受众群体。同时，由于女性可能更注重面对面的交流和个性化的服务，低学历群体对互联网诊疗服务不了解，所以更倾向于选择传统的医疗服务。国家和相关机构可制作专门针对女性和低学历群体的宣传材料，使用易于理解或具有特定吸引力的语言和图像，向他们展示中医互联网诊疗服务的便利性、安全性和有效性，以此加强对特定群体的宣传和教育，从而提高他们对新事物，包括中医互联网诊疗服务的理解力和接受度。

问卷结果表明，大部分患者认同当前我国互联网诊疗服务付费形式以自费为主，且月收入高的群体相比月收入低的群体更加不愿意为中医互联网诊疗支付更高的价格，这说明互联网医疗让稀缺医疗资源变得公平可及，但月收入 10000 元以上的人群，可能不会用这种方式解决可及性的问题，会利用经济手段寻求线下高端医疗服务。同时，大部分患者更多的将互联网诊疗服务作为线下问诊的辅助手段，在一定程度上说明大众对线上诊疗的信任度不够。故应提高各项中医互联网医院诊治功能的专业性和准确度，并可通过收集患者反馈，不断优化中医互联网诊疗平台的用户体验，吸引更多未涉足过互联网诊疗的患者选择并逐步信任互联网医院，将有利于中医互联网医院的进步与发展。

## （二）诊中服务

结合当前中医互联网诊疗服务提供情况进行问卷调查结果显示，7种较为常见的诊中服务按照患者重视程度由高到低分别为：远程辨证开方、体质识别、健康管理、在线复诊、中医在线宣教、健康促进、智能辨证。由问卷结果分析得出，相比体质识别、健康管理，患者对远程辨证开方类医疗服务重视程度更高。大众对于医疗服务的重视程度比保健服务高。健康促进、智能辨证等保健服务在老龄人群中的受重视程度较高。通过分析发现，虽然大多数受访者表示更加关注医疗服务而非保健服务，但是不同年龄段的群体也会有不同的需求，如老年群体在关注医疗服务的同时也会重视保健服务。在发展医疗服务的同时，也不能忽视保健服务的发展。可将医疗服务作为中医互联网医院诊疗服务的基础，同时辅以保健服务，以满足更多群体对于卫生健康服务的需求。

目前，患者对中医互联网诊疗服务风险顾虑较大。有82.4%的受访者表示对线上诊疗的症状诊断准确度表示担忧，将患者对线上诊疗的顾虑按照受重视程度排序分别为：症状诊断准确度、用药合理性、个人隐私安全、平台可靠性、医生的持续性、后续服务保证、线上服务价格、服务质量保障、医保支付、责任归属。相比医保支付、责任归属等诊疗后相关事项，患者更关注在互联网医院能否得到优质的医疗服务。其中个人因素（性别、年龄段、学历、月收入、基本医保类型）会导致个体间的顾虑存在差异。如女性

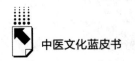

更关注后续服务保证、医生持续性及平台可靠性。高学历人群更关注是否可使用医保支付与用药合理性。有医保人群对平台可靠性关注度更高。通过分析发现，患者对互联网诊疗的顾虑也以医疗服务的优质程度为主，但由于个人因素所产生的影响，不同个体间也存在不同的顾虑。因此，在解决诊中服务的相关问题时，首先应加强医疗服务的专业性、准确度及好评率，以解除与医疗服务相关的顾虑，进而再以个性化思维进行思考并对应具体人群的顾虑提供相应解决措施。

问卷结果显示，我国中医互联网医院的覆盖率较低，84.8%的受访者表示其所在的基层医疗机构并未提供中医互联网医院服务。规模较大的中医互联网医院平台人气并不理想，规模相对较小的中医互联网医院平台由于知名度低，更是无人问津，这可能与我国中医互联网医院的宣传力度不足相关。另外，大众对公立医院线上服务的选择度更高，相比于中医线上诊疗平台（例如小鹿医馆），80%的受访者更偏向于选择公立医院线上服务。其主要原因在于大众对公立医院更加熟悉，对于公立医院提供的线上服务便更加信任。故国家及相关机构应定期对正在发展的中医互联网医院平台进行监管并给予改进意见，加大对优秀中医互联网医院平台的推荐及宣传力度，使其逐步走进人们的视野。

（三）诊后服务

随着宣传范围逐步扩大，大众对互联网诊疗平台的印象已不再停留于线上平台仅能解决诊中服务相关问题，也扩展到诊后服务。问卷调查结果表明，有63.8%的受访者表示他们在进行中医诊疗后，会选择线上服务继续进行诊后咨询。这表明，国家及相关机构的宣传推广是有效的。

综上所述，随着科技水平与大众认知的不断进步与更新，中医互联网医院服务会逐渐显露出其优势，使用情况会逐渐向好。

# B.5
# 山东省日照市探索实施中医
# 医保支付方式改革

孔国书　赵冀校　于红伟　宋　震*

**摘　要：** 目的：探究山东省日照市实施中医医保支付改革的效果。方法：经专家咨询和查阅相关文献，确立 DRG 支付改革评价的"能力""效率""安全"三个维度，利用日照市中医医院 HIS 系统和 CN-DRG 平台提取相关技术指标数据，运用图表分析对比法、雷达图、效率象限图等统计分析方法进行测评。结果："能力"方面：日照市中医医院处于地区综合诊疗"第一梯队"，能够对于区域诊疗起到引领作用；"效率"方面：日照市中医医院处于整体提升阶段，但部分临床科室的效率处于较低水平，仍有一定提升空间；"安全"方面：2020~2022 年低风险组死亡率分别为 0.05%、0.03%、0%，医疗安全底线不断提升。结论：在推行"三个倾斜"政策的助推下，日照市中医医院实施中医医保支付改革取得较为显著的成效。探索以 DRG 支付改革为主、多种支付方式并存的中医医保支付改革模式是下一阶段的研究方向。

---

* 孔国书，博士，北京中医药大学管理学院讲师，主要研究方向为卫生政策评估；赵冀校，北京中医药大学管理学院博士研究生，主要研究方向为中医临床学、中医药管理；于红伟，日照市中医医院病案室主任；宋震，山东省日照市医疗保障局副局长、党组成员。

**关键词：** 中医医保　支付改革　DRG　高质量发展

党的十八大以来，以习近平同志为核心的党中央把维护人民健康摆在更加突出的位置，明确提出了推进"健康中国"战略。随着我国经济社会发展和人民生活水平的提高，医疗费用的不合理增长等问题也逐步凸显。医疗保障制度作为国家保障人民健康、减轻人民就医负担的根本制度，就要充分发挥宏观统筹优势，在人民群众"看病贵看病难"的问题上解题破局，而医保支付方式改革就是破局的利剑。

早在 2016 年 8 月，习近平总书记在全国卫生与健康大会上就我国医保支付方式相对滞后指出："要健全医保支付机制，健全利益调控机制，引导群众有序就诊，让医院有动力合理用药、控制成本，有动力合理收治和转诊患者，激发医疗机构规范行为、控制成本的内生动力。"2019 年 1 月，韩正副总理在全国医疗保障工作会议上进一步强调："深化医保支付方式改革，促进医疗资源合理配置，是医保领域的一项基础性改革，对促进医疗服务市场健康发展具有重要牵引作用。"国务院于 2020 年 2 月和 2021 年 6 月先后印发《关于深化医疗保障制度改革的意见》和《关于推动公立医院高质量发展的意见》，提出要发挥医保基金"战略性购买"作用，推进医疗保障和医药服务高质量协同发展。这标志着深化医疗保障制度改革和全力推动公立医院高质量发展进入新阶段。在新的机遇期，如何把医疗保障政策的制度建设、改革思路、路径实施与医疗机构高质量发展深度融合，做到医保、医疗的目标统一，效率双赢，最终实现协同高效发展，成为全社会各界密切关注的热点问题。

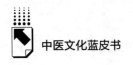
# 一 政策背景

## （一）医院高质量发展的助推器——医保支付方式改革

自 2009 年新医改启动以来，我国医保大致经历了三个改革阶段[①]：第一，逐步扩大医保覆盖面，基本实现全覆盖；第二，探索以医保支付方式改革作为医改突破点；第三，利用支付方式改革整合医疗资源，规范医疗服务，控制医疗费用不合理增长，助推公立医院高质量发展。

目前，我国已经建成世界上最大的医疗保障网络，覆盖率达 95%以上[②]。然而医疗费用快速增长、人口老龄化、多种慢性病叠加等复杂问题均对医保体系提出严峻挑战。国际经验表明，医保支付方式改革作为调节医疗资源配置的指挥棒，是"控费、提质、增效"的有效手段[③]。

我国医保制度改革的总趋势是构建以预付制为主的多元式的支付方式，这种转变为公立医院高质量发展提供了改革的契机[④]。在医保支付方式改革的过程中，区域内施行总额预算管理是对区域内医疗资源的配置进行调控和引导。这与公立医院高质量发展任务中

---

[①] 彭宏宇、李琛、吴玉攀等：《利益相关者视角下我国医保支付方式政策研究》，《中国医院管理》2019 年第 6 期，第 31~34 页。

[②] 梁万年、王辰、吴沛新主编《中国医改发展报告（2020）》，社会科学文献出版社，2020。

[③] 李乐乐、李怡璇：《我国医保支付方式改革的治理路径分析——基于 DRG 与 DIP 的机制比较》，《卫生经济研究》2022 年第 9 期，第 43~48 页。

[④] 《医保改革与医院高质量发展同频共振》，https://m.thepaper.cn/baijiahao_18342042。

提到的"从过去外延式的规模扩张转变为内涵式的提质增效"和强化学科建设、提升医疗服务质量和效率的发展方向相一致。

按疾病诊断相关分组（Diagnosis Related Groups，DRG）即根据疾病诊断、并发症、合并症、治疗方式、病症严重程度及年龄、转归等因素将患者分入若干诊断组进行管理的体系，是用于控制医疗费用增长、提升医疗服务管理和实施医保付费的一种技术手段。DRG 作为国际公认的先进支付方式之一①，实质为"病例组合"工具的一种，指通过重点关注"临床过程"和"资源消耗"两个维度，运用"病例组合"的方式将临床过程相近和（或）资源消耗相当的病例组合成若干组，组间依据不同权重进行区分，让不同强度和复杂程度的医疗服务具有客观量化的对比依据，主要解决了医疗服务难以量化与评价的问题②。DRG 将疾病诊断方式、治疗路径以及预后转归等因素整合后把患者分入若干诊断组进行付费管理，强调同病同治、同病同价，从而促使医疗机构降低资源消耗和控制成本，并提高医疗质量和运营效率，为推进医院高质量发展提供了新契机。

## （二）多措并举助力 DRG 支付改革平稳推进

2017 年 6 月，国务院办公厅印发了《关于进一步深化基本医疗保险支付方式改革的指导意见》，要求推进按疾病诊断相关分组（DRG）付费国家试点，并在全国推行以按病种付费为主的多元复

① 吴烨、周典、田帝等：《DRG 与 DIP 医保支付方式的融合发展模式探究》，《中国医院管理》2022 年第 10 期，第 9~12 页。
② 宋远斌、孟卫东、莫春妍等：《中医与西医的比较与联系》，《中医药管理杂志》2011 年第 1 期，第 15~18 页。

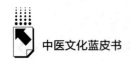

合式医保支付方式。2019 年 5 月，国家医疗保障局、财政部、国家卫生健康委和国家中医药管理局联合印发的《关于印发按疾病诊断相关分组付费国家试点城市名单的通知》提出深化医保支付方式改革，加快推进 DRG 付费国家试点工作，确定了 30 个城市作为 DRG 付费国家试点城市，并制定了"三年三步走"的策略，即 2019 年完成顶层设计、2020 年模拟运行、2021 年实际付费。2019 年 10 月，国家医疗保障局发布了《关于印发疾病诊断相关分组（DRG）付费国家试点技术规范和分组方案的通知》，标志着 DRG 付费国家试点工作进入实质性阶段。

### （三）国家层面的中医医保支付方式的探索

党中央、国务院高度重视中医药事业的发展，自 1997 年起将"中西医并重"确定为卫生工作方针，政府对中医医院投入持续倾斜，统筹考虑中医药特点，建立有利于发挥中医药特色优势的中西医结合医药卫生体制。2019 年印发的《中共中央国务院关于促进中医药传承创新发展的意见》中明确提出"完善中医药价格和医保政策"。在医疗价格方面，我国一直重视中医药的传承与发展，明确要求各地区重点提高包括中医在内的技术服务类医疗服务价格。在诊疗方面，基于国家层面采取排除法制定了基本医疗诊疗项目目录，除少部分非疾病治疗项目外的其余符合规定的治疗性中医诊疗项目均可由医疗保险基金按规定予以支付。此外，国家医保部门支持各地根据当地实际，逐步扩大中医特色病种按病种付费范围。

### （四）DRG 支付改革在公立中医医院开展情况

我国的 DRG 支付方式改革于 2017 年正式启动试点工作，2019

年拓展到全国 30 个试点城市，并计划于 2025 年底覆盖所有符合条件的医疗机构，基本实现病种、医保基金全覆盖。截至 2022 年 7 月，全国共有 200 多个地区正在推进住院费用 DRG（/DIP）支付方式改革，并且集中在西医医院，中医医院的改革推进缓慢。

2019 年公布的《中共中央国务院关于促进中医药传承创新发展的意见》指出，健全符合中医药特点的医保支付方式，分批遴选中医优势明显、治疗路径清晰、费用明确的病种实施按病种付费成为重点工作。目前，各地区尝试探索支付改革工作，取得了显著效果。如安徽遴选中医优势明显的病种制定医保定额支付标准[1]。杭州市建立了"结余留用、超支分单"的责任共担机制，同时在完善中医政策方面提出了创新性激励方案[2]。广西柳州市医保自 2018 年起，结合 DRG 付费标准，采用中西医同城同病同效同价的改革方案，即达到效果具有相同的支付标准，有效解决当前存在"同病不同价"的问题[3]。南京市明确 51 个特色中医 DRG 病组，并适当提高中医病种的系数和分值，以充分体现中医药服务的特色优势[4]。上海中医医院立足医联体，通过实现医联体内同质化医疗来探索 DRG 应用[5]。

---

[1] 廖藏宜：《DRG 时代中医疗效价值付费的理念与政策架构》，《中国人力资源社会保障》2021 年第 5 期，第 59 页。

[2] 王静、钟力炜、言行等：《上海市中医医院医保支付改革实践探索》，《中国医院管理》2022 年第 3 期，第 70~73 页。

[3] 张艳玲、廖藏宜：《广东佛山：中西医同病同效同价支付》，《中国卫生》2022 年第 8 期，第 70~71 页。

[4] 王大壮、喻小勇、李天鹏等：《南京 DRG 点数法付费在中医医院的实施效果及其完善策略探析——以某省三甲中医院为例》，《中国卫生事业管理》2023 年第 3 期，第 165~167+218 页。

[5] 石连忠、梅彦、余震等：《杭州市 DRG 中医支付政策的实践探索》，《卫生经济研究》2021 年第 12 期，第 16~19 页。

我国全面推进中西医并重的发展工作，如何统筹医保对于中西医两套医疗模式的支持和引导、协调二者间的发展平衡是当前医保支付方式改革所面临的现实挑战。传统的按数量付费激励医疗服务人员提供过度的医疗服务，并未注重治疗的成本效益性和医务人员的价值体现。DRG 支付体系是将疾病诊断方式、治疗路径以及预后转归等因素整合后把患者分入若干诊断组进行管理的付费体系，强调同病同治、同病同价，将医疗服务价值以较为精确的预算评估方式体现出来，成为实现价值医疗的重要举措①。价值医疗助推医疗服务的"控费和价值提升"②，故构建以价值为导向的中西医"同病同效同价"的支付体系，开展中医按病种分值付费，无疑是我国统筹平衡医保对中西医有效支持、实现价值医疗落地的必由之路。

## 二 日照市"三个倾斜"政策推进中医医保支付方式改革

山东省日照市充分发挥医保支付"杠杆"作用，探索推行"适配"中医药特色传承的医保支付方式改革，实施支付手段、支付范围、支付政策向中医"三个倾斜"，助推全市中医药高质量传承创新发展。2022 年以来，全市中医项目累计补偿 6710 万元，中医门诊优势病种服务达到 1.93 万人次，群众就医获得感增强。全部 9 家定点中医医疗机构体现治疗难度的 CMI 指数同比

① 王隽、胡春平、王沅：《以价值医疗为导向的 DRG 付费制度剖析》，《卫生软科学》2022 年第 2 期，第 40~42 页。
② 苏里皮哈·帕尔哈提、刘庭芳：《"医院基于价值购买"支付项目的特点及借鉴》，《中国医院》2019 年第 6 期，第 66~68 页。

增长 10.9%，医疗服务质量同比增长 10.6%，医疗资源使用效率同比增长 9.6%。

## （一）坚持靶向发力，推动支付手段向中医倾斜

改变传统的医保按服务项目支付办法，拓展医保支付手段，为中医药特色传承量身打造医保支付方式。一是开展中医按病种支付。遴选 21 个中医优势明显、治疗路径清晰、费用明确、需持续治疗的病种，将其纳入中医门诊优势病种范围，实行按病种收付费。患者在门诊即可享受同住院一样优质高效的中医药服务，起付线以外的费用与住院医保报销政策完全相同，实行同病同效同价，充分体现中医药服务价值。二是探索中医日间支付。在日照市中医院开展中医日间诊疗中心试点工作，纳入 39 个日间中医医疗服务病种及中医门诊优势病种、门诊慢特病病种、日间手术病种和日间放化疗病种，减少非必要住院支出，有效减轻患者就医费用负担，实现"白天治疗、晚上回家、随治随走、医保能报"。三是推行中医 DRG 病组支付。以大数据应用为支撑，通过分析测算全市中医医疗机构历史病例数据，创新设置心绞痛、糖尿病等 10 个治疗路径清晰、费用可控的特色病组为中医 DRG 病组，将中医药治疗费用和中医服务项目费用占比达到要求的病例单独入组，给予权重倾斜，鼓励全市医疗机构开展中医药治疗，有效解决 DRG 支付方式和中医特色病例的适配问题。四是探索中医按疗效价值付费病种。按照"优势突出、临床成熟、疗效确切、安全可控"原则，遴选适宜病种，对照执行相应西医疾病诊断 DRG 病组支付标准，探索实行中医按疗效价值付费。

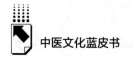

## （二）实施扩面提质，推进支付范围向中医倾斜

将符合条件的中医医疗机构、中医诊疗项目、中医药制剂全部纳入医保统筹支付范围，引导群众首选中医诊断、中医药治疗，提高中医药服务可及性。一是扩大医保定点覆盖范围。将符合条件的中医医疗机构全部纳入医保定点范围。截至 2023 年底，全市共有 9 家住院中医医疗机构、28 家中医门诊、6 家中西医结合门诊、827 家零售药店纳入医保定点服务范围；116 家开设中医诊疗服务的住院定点医疗机构已全部纳入全国异地住院联网结算定点医疗机构范围，中医药服务可及性不断提高。二是扩大中医诊疗项目支付范围。按照"控总量、腾空间、调结构、保衔接"的原则，结合中医医疗服务特点，突出体现中医技术劳务价值，鼓励中医医疗机构开展新技术，累计动态调整、新增中医类医疗服务价格项目 90 余项，进一步引导患者选择中医药服务。三是扩大中草药制剂服务范围。支付范围涵盖符合国家或山东省中药配方颗粒药品标准、取得上市备案号或取得跨省销售备案号获准在山东省内销售且与已纳入医保支付范围的中药饮片品种相对应的中药配方颗粒。支持医疗机构治疗性中药制剂使用，将符合条件的中药制剂纳入基金支付范围，积极支持中医药产业发展。

## （三）实行精准施策，推进支付政策向中医倾斜

因地制宜创新制度设计，鼓励医疗机构为患者提供中医医疗服务，推动优质中医医疗资源下沉到基层，让更多参保群众认可中医药服务。一是实行中医医疗服务项目补偿。在 DRG 支付方式改革中，创新实行中医医疗服务项目补偿，每季度对全市医疗机构发生的中医医疗服务

项目总费用超过各 DRG 病组中医医疗服务项目付费标准的部分进行补偿，探索在 DRG 下中医医疗服务继续按项目付费的新路径。二是提高中医医疗机构费率。在年终清算时，将中医单独作为一个集团进行清算，提高病例补偿比例，在采取提高付费费率激励措施时，中医医疗机构费率提高幅度高于非中医医疗机构。2022 年度中医医疗机构医保基金支付同比提高 10.59%，高于全市平均水平。三是提高医保待遇水平。参保群众在市内定点中医医疗机构每次住院起付线较同级综合医疗机构降低 20%，在基层医疗卫生机构住院使用中医药治疗的医保报销比例提高至 90%，引导群众首选到基层就诊并选择中医诊疗服务。

## 三 案例分析：日照市中医院

日照中医医院被纳入医保支付改革三年多来，取得了优异的成绩。本研究围绕 DRG 评价医疗服务的常用指标，从能力、效率、安全三个维度进行评估，从 DRG 住院服务绩效评价指标体系中"能力"、"效率"和"安全"3 个一级指标、10 个二级指标评价分析（如表 1）。资料来源于日照市医疗保障局监测中心，内容真实可靠。

**表 1　基于 DRG 住院服务绩效评价指标**

| 维度 | 指标 | 2020 年 | 2021 年 | 2022 年 |
|---|---|---|---|---|
| 能力 | DRG 组数（例） | 653 | 653 | 655 |
| | MDC 数量（个） | 25 | 25 | 25 |
| | ADRG 数量（个） | 326 | 326 | 331 |
| | CMI 值 | 1.11 | 1.21 | 1.27 |
| | DRG 总权重数 | 39416.12 | 44651.14 | 55438.24 |

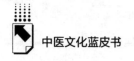

续表

| 维度 | 指标 | 2020 年 | 2021 年 | 2022 年 |
|------|------|---------|---------|---------|
| 效率 | 时间消耗指数 | 1.17 | 1.05 | 0.97 |
| | 费用消耗指数 | 1.31 | 1.22 | 1.08 |
| | 14 天再住院率(%) | 2.97 | 3.10 | 4.92 |
| | 30 天再住院率(%) | 7.09 | 9.43 | 9.59 |
| 安全 | 中低风险组死亡率(%) | 1.08 | 0.51 | 0.23 |

## （一）基于"能力"指标进行评价分析

医疗服务能力主要通过 DRG 组数、总权重数、病例组合指数（CMI）值等评价指标体现。出院病例覆盖的 DRG 范围越广表示提供的诊疗服务范围越大。CMI 值＝该医院的总权重数/该医院的总病例数，收治病例权重越高则 CMI 值越大，代表收治病例技术难度越大，医院整体医疗技术水平越高。26 个主要疾病分类（MDC）反映了不同的医学专业，其覆盖范围代表医院学科发展水平。现选取日照市中医医院 DRG 组数相关数据利用雷达图进行评价分析。

由图 1 可知，日照市中医医院开展 DRG 情况未见明显波动，其中 DRG 组数 2020～2022 年分别为 653 组、653 组、655 组；ADRG 开展组数分别为 326 组、326 组、331 组；MDC 数量均为 25 个。表明医院整体发展处于较高水平，学科覆盖范围较广，综合诊疗能力处于当地"第一梯队"范畴，能够起到区域诊疗的引领作用。

由图 2 分析可知，日照市中医医院中覆盖组数占比 60%以上的比例达到 84.6%，常规组数占比 60%以上的比例达到 65.4%，重

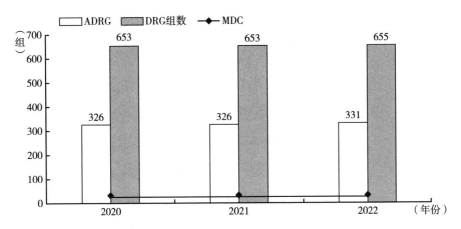

图 1 日照市中医医院开展 DRG 组数三年情况对比分析

点组数占比 60% 以上的比例为 3.8%。从雷达图上看，覆盖组大小代表医院学科发展均衡性，医院处于 DRG 病组覆盖较为全面的发展水平。其中要重点管理好最外围线圈与中间线圈对应的 ADRG 组，最内环线圈对应的 ADRG 病组筛选出符合医改和医院发展定位的病组进行重点扶持，做成医院旗舰品牌病组。将中间线圈对应的 ADRG 病组重点发展为符合医改趋势和医院战略定位的 ADRG 病组，成为医院优势 ADRG 病种。

## （二）基于"效率"指标进行评价分析

服务效率的评价内容包括同类疾病的治疗费用与同类疾病的治疗时间，"效率"维度可从费用消耗指数和时间消耗指数指标进行评价。如果费用消耗指数和时间消耗指数数值<1，表示收治同类疾病的住院费用较低、住院时间较短；相反，时间消耗指数和费用消耗指数数值>1，表示收治同类疾病的住院费用较高、住院时间

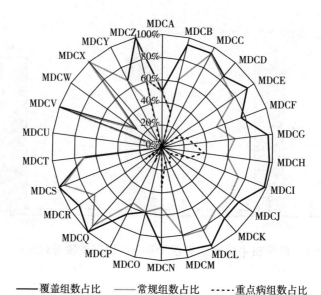

**图2 日照市中医医院全部 DRG 病组覆盖情况**

较长。基于上述评价标准，现选取 2020~2022 年日照市中医医院整体指标以及 2022 年各临床科室的时间消耗指数、费用消耗指数相关指标进行分析，制作基于时间消耗指数和费用消耗指数的效率四分象限图。各临床科室 DRG 病组分布于四个象限内，分别代表四种绩效类型：第Ⅰ象限：费用高、住院日长，绩效较差；第Ⅱ象限：费用高、住院日短；第Ⅲ象限：费用低、住院日短，绩效较好；第Ⅳ象限：费用低、住院日长。

由图3可知，日照市中医医院的 CMI 值逐年上升，而与此对应的时间消耗指数与费用消耗指数逐年下降。以上数据表明，医院收治高权重比例的病人越来越多，接诊高难度病例水平不断提升，医疗保障能力稳步增强，而诊疗能力提升的同时效率也不断提升，整体处于高质量发展水平。

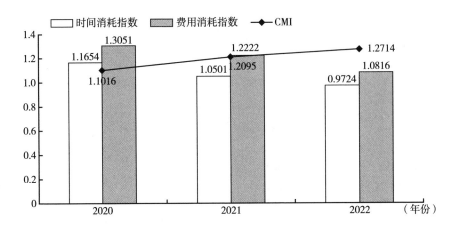

图3　日照市中医医院效率能力指标变化情况

由表2可知，处于第三象限的科室有10个，占比为50%，科室效率较高；处于第二象限的科室有3个，占比为15%；处于第一象限的科室有6个，占比为30%；处于第四象限的科室为1个，占比为5%。结合科室收治病人特点和专业优势分析可知，第I象限内的相关科室的病情特点病情较稳定，但疗养康复时间相对较长，使得时间和费用消耗指数均较高。针对相对偏长的医疗时间，医院可以考虑分级诊疗和充分发挥医联体作用，科室可引导病情趋于稳定后需要康复的患者转到康复院或护理院进行康复治疗，因不同级别的医院DRG指标权重不同，因此可根据"权重"和病情引导病人有序流动，将区域内的医疗资源充分利用，从而实现分级诊疗目的。

表2　科室效率象限分布表

| 科室效率值 | 时间耗费指数 | 费用耗费指数 | 所在象限 |
| --- | --- | --- | --- |
| 重症医学科 | 0.903 | 1.479 | 2 |
| 中医科 | 0.885 | 0.956 | 3 |

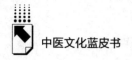

续表

| 科室效率值 | 时间耗费指数 | 费用耗费指数 | 所在象限 |
|---|---|---|---|
| 针灸科 | 1.246 | 1.066 | 1 |
| 眼科 | 0.996 | 0.981 | 3 |
| 普外科 | 0.974 | 1.044 | 2 |
| 神经外科 | 1.032 | 1.143 | 1 |
| 神经内科 | 1.026 | 1.027 | 1 |
| 脑病科 | 0.948 | 0.946 | 3 |
| 泌尿外科 | 0.367 | 0.755 | 3 |
| 口腔科 | 0.971 | 0.982 | 3 |
| 康复科 | 1.463 | 1.222 | 1 |
| 急诊科 | 0.784 | 1.061 | 2 |
| 骨伤科 | 0.907 | 0.958 | 3 |
| 肛肠科 | 1.052 | 1.043 | 1 |
| 感染科 | 0.974 | 0.941 | 3 |
| 肝病科 | 1.287 | 1.072 | 1 |
| 妇科 | 0.894 | 0.872 | 3 |
| 五官科 | 1.231 | 0.903 | 4 |
| 儿科 | 0.855 | 0.794 | 3 |
| 产科 | 0.796 | 0.755 | 3 |

第Ⅱ象限内的相关科室因其疾病凶险度高进而所产生的医疗费用较高,针对相对偏高的医疗费用,科室可对病人相关费用清单进行结构性分析,厘清费用构成比例,通过开展多学科会诊(Multi-Disciplinary Treatment,MDT)模式来进一步压缩可替代部分的治疗费用空间,如病人术后疼痛可以开展针灸镇痛来替代止疼泵的使用以降低部分费用。第Ⅳ象限内的相关科室因其收治病人的病情覆盖范围广,治疗时间较长。建议科室根据疾病构成及顺位明确治疗重点,综合提升科室水平,开展 MDT 模式有效地推动关联部门进行衔接、合作、融合等全方位协作;鼓励开展新型诊疗技术与方案,引进学科带头人,培养建设人才队伍;医院医保方适当对于相

关科室进行绩效考核权重调整；多措并举提升评价指标，促进科室健康发展。

### （三）基于"安全"指标进行评价分析

利用疾病本身导致死亡的可能性较低的病例类型的死亡发生概率判断医疗服务的安全程度，评价维度包括中低风险组死亡率和低风险组死亡率指标。如果"低风险组"的病例发生了死亡则提示临床过程有差错的可能性极大。由图4可知，日照市中医医院2020~2022年低风险组死亡率分别为0.05%、0.03%、0%，表明医院临床差错率逐年降低，医疗安全底线不断提高。

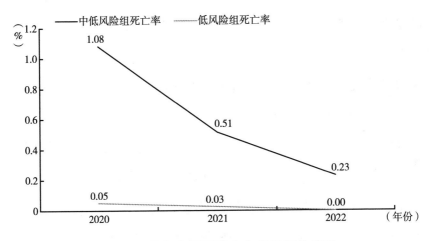

图4　日照市中医医院安全指标评价情况

### （四）结果与讨论

1. 日照市中医医院改革效果分析

本研究以日照市中医医院开展的 DRG 支付改革效果为研究对

101

象，从"能力""效率""安全"三个维度对其进行测评，其结果较为满意，但仍有部分提升空间。从"能力"维度分析，日照市中医医院科室建设发展进入平台期，应整合现有科室资源，寻找新型突破方向，构建中西医并重的学科体系，进一步扩增诊疗范围；同时要大力发挥中医诊疗特色优势，积极扩展中医诊疗覆盖范围。这与孙渤星[①]的研究结果相一致。从"效率"维度分析，位于第Ⅲ象限的科室数量仍有较大的提升空间，而时间消耗指数与费用消耗指数均较高的科室应厘清病情特点，合理运用 DRG 支付调节方式开展分级诊疗，加强医联体运转的流动性，进而更加合理分配利用医疗资源，这与陈勇[②]的研究相一致。从"安全"维度分析，医疗质量安全是正常开展医疗活动的底线，守住底线才能维持正常运营。日照市中医医院低风险组死亡率逐年降低，其中 2022 年达到无一例出现的优异成绩，这对于医院持续向好发展起到有力的保障作用。

### 2. 日照市中医医院改革措施

日照市中医医院为使"三个倾斜"的政策更好地发挥作用，结合本院实际情况建议施行如下措施助推 DRG 支付改革顺利开展。一是加强病案质量管理，严格按照技术标准填写相关信息以如实反映实际医疗资源的消耗情况。二是依据医保局相关数据深入分析科室病组结构，建立基于 DRG 的标准病人（SP）临床路径，以 DRG 付费严重超支的病种为突破口，建立专科病组的临床路径标准范本并

① 孙渤星、何晶、王羽洁等：《某中医医院 DRG 运营管理效果分析》，《中国卫生统计》2022 年第 6 期，第 902~904 页。

② 陈勇、贾晓倩、牛雨婷等：《DRG 支付方式下分级诊疗现状与策略研究》，《中国医院》2023 年第 10 期，第 44~48 页。

稳步实施，开展药品、耗材专项整治，全面优化费用结构，降低医疗成本。三是完善医院质量与安全四级质量管理体系建设，每周召开医疗质量安全评价会议，现场随机抽取科室、抽取现症病历，由管床医生、质控员和医院专家分别对临床医嘱、合理检查、病历书写、护理管理、药品耗材使用等过程进行全面质控及点评，开展非计划再手术病例、纠纷病例、死亡病例讨论，精准提升医疗安全质量。四是推行医疗服务模式转变，全面践行价值医疗。实施首诊多学科会诊诊疗模式，对住院病人实行全院 MDT 诊疗模式，病人获得最佳治疗效益的同时科室也实现了专业收治合理分流病人的目的。全院推行康复外（ERAS）理念，深度融合中医药干预的康复方案，极大地缩减平均住院日。全面提升中医药服务能力，发挥中医药特色优势。深入推进中医经典、中医外治、中医康复、中医治未病、中医护理"五个全科化"，创新开展中医内治、外治服务体系融合，针、药、灸、推并用，开设五运六气、冬病夏治、青年名中医、中医男科等 12 个中医特色门诊，建设 3 个高品质国医馆，"专病专治"助力疗效提升。

## 四　结论探究

### （一）将 DRG 支付改革精准融入医院运营管理是下一阶段的重点工作方向

DRG 支付改革作为舶来品，如何更好嫁接中医医疗服务费用支付体系是当下研究的重点问题。虽然中医优势病种的医保支付方式改革已经在地方实践中积累了有效的经验，但由于 DRG 支付制度的设计本质上仍然基于西方循证医学①，因此在中国化、本地化的方面仍然面临持续的挑战。如 DRG 编码较难适配部分中医诊疗项目，因此需要探索解决部分中医治疗因未与西医诊断编码相对应而不能被纳入病种组合的问题等②。此外，医院大力开展 DRG 支付改革的同时将 DRG 运行压力过度下沉至临床，导致临床科室过度关注"付费"，甚至将付费标准用于指导临床诊疗方案，而忽视临床诊疗的合理性、规范性。针对此种情况，建议医院应进一步优化病种成本核算，优化 DRG 医保支付方案，以更加贴合临床诊疗实际费用。而本研究对于上述问题的研究并未涉及，应是下一阶段研究的重点内容，以期更好地推动中医医院 DRG 支付改革进程。

## （二）支付方式改革的多样性助推中医医院高质量发展

医保支付改革成为新医改的关键抓手，其改革方式探索包含按项目付费、按病组付费、按价值付费等③。中医医院努力构建以价值为导向的中西医"同病同效同价"的支付体系，开展符合中医特点支付改革的相关探索，这无疑是我国统筹平衡医保对中西医的有效支持。运用性价比最高的方案提供高质量的医疗服务，不仅是公立中医院高质量发展的必然要求，更是中国医改实现向价值医疗转型、医保向按价值支付转变的必经之路。

---

① 王思成、刘建平、李慧等：《循证中医临床路径的报告规范》，《中西医结合学报》2010 年第 9 期，第 819~823 页。
② 孙璨、冯占春：《中医院按病种付费支付方式改革现状分析》，《中国医院》2022 年第 6 期，第 16~18 页。
③ 冯毅：《我国收付费协同的医保支付方式改革现状及发展趋势》，《中国卫生经济》2023 年第 10 期，第 14~16 页。

# B.6

# 突发公共卫生事件下江西省赣南地区
# 医务人员执业环境与生命质量的
# 关系研究<sup>*</sup>

突发公共卫生事件下江西省赣南地区医务人员执业环境与生命质量的关系研究[*]

吴少华　姚　园　夏　雨　金同阳[**]

**摘　要：** 在突发公共卫生事件下，医务人员冲在一线救死扶伤，但特殊的执业环境也对医务人员自身生命质量产生影响。本文采用方便抽样的方法，利用问卷星开展调查，探究突发公共卫生事件下，执业环境中工作量、社会认可、对社会认可变化的认知、管理支持、资源支持、工作意义感等因素与生命质量之间的关系，发现被调查医务人员职业环境和生命质量得分大体较好，但中医类科室人员得分偏低，职业环境中"社会认可"、"对社会认可变化的认知"、"资源支持"和"管理支持"四个维度对医务人员生命质量得分产生正向影响。建议改善中医类从业人员的执业环境，关注中医类科室从业人员的生命质量，合理规划医务人员工作负荷，为医

* 本报告受北京中医药大学科研发展基金项目"医务人员应激反应与满意度研究"支持。感谢自愿参加调查的江西省赣南地区的889名医务人员。

** 吴少华，北京中医药大学管理学院2021级硕士研究生，主要研究方向为医院管理与卫生经济学评价；姚园，北京中医药大学副教授，硕士生导师，主要研究方向为医院管理与卫生经济学评价；夏雨，北京中医药大学管理学院2022级硕士研究生，研究方向为医院管理与卫生经济学评价；金同阳，赤峰市医院科教科医师培训办公室科员，研究方向为医院管理。

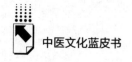

务人员树立正面社会形象，特殊时期加大管理支持和资源支持力度。

**关键词：** 突发公共卫生事件　医务人员　执业环境　生命质量

生命质量又称生存质量、生活质量等，世界卫生组织生命质量研究组将其定义为：不同文化和价值体系中的个体对于他们的目标、期望、标准及所关心的事情以及生存状况的体验①。医务人员是特殊的职业人群，其职业健康和生命质量一直受到政府和学者的广泛关注②。执业环境指促进或制约专业实践的工作场所因素，包括管理支持、资源支持、社会认可等维度，与工作者生命质量可能存在直接或间接的影响。突发公共卫生事件中，医务人员执业环境变化的不确定性更大，更有利于二者的关系研究。有研究显示，医生每周工作时长均超过 40 小时③，每天约 94% 的医生需要加班④。相关研究也发现医务人员对其执业环境满意度均偏低⑤，这种情况

① WHO. The Development of the WHO Quality of Life Assess Mentinstrument.
［J］. Geneva, WHO, 1993.
② 中国疾病预防控制中心：《医务人员职业健康促进指南（试行）》的通知
〔2020〕96 号，2020 年 12 月 29 日。
③ 宋红涛、焦东亮、王立金：《精神科与非精神科医生工作状况和职业倦怠的对比研究》，《心理月刊》2022 年第 14 期。
④ 邓黎黎、廖晓阳、伍佳等：《国外医患沟通模式对我国全科医生沟通技能培训的启示》，《中国全科医学》2021 年第 13 期。
⑤ 张萍、叶贝珠、王玙璠等：《公立医院医生正向执业环境现状与分析》，《中国卫生政策研究》2017 年第 6 期；刘杨：《苏北地区某三级甲等医院护士执业环境的现状调查》，《当代护士（中旬刊）》2022 年第 5 期。

有可能对医务人员生命质量产生负向影响。中医药在预防与治疗突发公共卫生事件当中的效果与优势愈加明显，为促进中医药事业的蓬勃发展，中医药工作从业者的生命质量也需要引起关注。本文通过对医务人员及中医药类从业人员执业环境和生命质量情况调查，探究突发公共卫生事件下，执业环境对医务人员生命质量的影响方式及影响力大小，为改善执业环境提出建议，以期保障应急状态下医务人员的生命质量。

# 一　对象与方法

## （一）研究对象

2022年5~6月，采用方便抽样的方法，通过问卷星对江西省赣南地区医务人员进行调查，共回收问卷889份，有效问卷852份，问卷有效率95.84%。其中男240人，女性612人，年龄范围在20~65岁。数据纳入标准：①研究对象为取得执业证书的医务人员；②研究对象参加过突发公共卫生事件防控工作；③知情同意并自愿参与。排除标准：①作答时间低于120秒或信息填写不完整的问卷；②填写中逻辑前后矛盾的问卷。

## （二）调查工具

### 1. 医务人员一般情况调查表

该调查表由医务人员一般人口学信息和工作情况构成，人口学信息主要包括性别、年龄、婚姻状况、学历、所学专业五方面，工

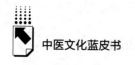

作情况包括职称、执业资格、工作单位的机构类别、级别、工作所在科室五方面。一般人口学信息将作为控制变量被纳入分析模型中。

**2. 执业环境量表**

该调查表参考 2018 年全国第六次卫生服务统计调查报告中使用的医务人员执业环境调查问卷，量表包括可以使医务人员从工作中获得回报的因素，以及需要医务人员在工作中付出精力和时间的因素，具体包括经济收入、职业发展和成长、资源支持、管理支持、社会认可、工作本身的要求以及工作量。

**3. 生命质量量表**

该量表采用世界卫生组织制定的生命质量简表（World Health Organization Quality of Life，简称 WHOQOL-BREF）中文版调查医务人员生命质量[①]，该量表是世界卫生组织生命质量量表的简化版本，包括生理领域、心理领域、环境领域和社会领域四个维度，共26 个条目，还包含 2 个独立分析条目。本次研究只对量表 26 个条目得分进行分析，经检验该量表具有较好的信效度，本研究总量表 Cronbach a 系数为 0.946。

## （三）统计学方法

使用统计软件 Excel 2019 和 SPSS 24 完成统计分析。使用平均值和标准差、频数、百分比和累计百分比描述医务人员执业环境得分情况，使用平均值和标准差描述医务人员生命质量得分情况，用

---

① 都元涛、方积乾：《世界卫生组织生存质量测定量表中文版介绍及其使用说明》，《现代康复》2000 年第 4 期。

t 检验比较被调查医务人员和常规人群生命质量得分差异，用相关分析探究总人群和中医药从业人群执业环境和生命质量各维度的相关性，用逐步回归探究总人群和中医药从业人群执业环境对生命质量影响力的大小，用不同组间生命质量分数差值探究执业环境因素对生命质量的影响。

# 二 结果

## （一）人口学信息情况

852 名医务人员当中，男性 240 人（28.17%），女性 612 人（71.83%）；年龄方面，35 岁及以下 556 人（65.26%），36~45 岁 230 人（27.00%），45 岁以上 66 人（7.74%）；婚姻方面，未婚 243 人（28.52%），已婚 586 人（68.78%），离异 18 人（2.11%），其他情况 5 人（0.59%）；学历方面，硕博学历 11 人（1.29%），大学本科 446 人（52.35%），大专 311 人（36.50%），中专及以下 84 人（9.86%）；所学专业方面，临床类 199 人（23.36%），中医类 46 人（5.40%），护理类 392 人（46.01%），医技和药剂类 156 人（18.31%），其他类 59 人（6.92%）。

根据所在机构类别来看，来自综合医院 467 人（54.81%），中医类医院 1 人（0.12%），专科医院 291 人（34.15%），其他医疗卫生机构 93 人（10.92%）；根据所在机构级别来看，三级医院 224 人（26.29%），二级医院 381 人（44.72%），一级医院 36 人（4.22%），社区卫生服务中心（服务站）28 人（3.29%），乡镇卫生院 167 人

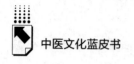

（19.60%），其他 16 人（1.88%）；根据工作科室来看，人数多的科室有其他科室工作人员 253 人（29.69%），妇产科工作人员 161 人（18.90%），内科工作人员 82 人（9.62%），中医类科室工作人员有 27 人（3.17%）。

### （二）执业环境和生命质量的得分情况

#### 1. 执业环境得分情况

对执业环境的分析分为两个部分，第一部分对"对发展和成长的认知""资源支持""管理支持""社会认可""对社会认可变化的认知""工作特点—心理要求""工作意义感"7 个维度进行分析，该部分指标使用李克特量表进行调查，选项有等级先后，对其使用条目均分进行分析，并按满分 1 分折算各维度标准化均值；第二部分对"人员收入情况"和"平均日工作时间"进行分析，两指标为连续性字段数据，使用频数、百分比和累计百分比进行分析。

执业环境第一部分得分中，7 个维度得分标准化均值最高的是心理要求，其次是资源支持，最低的是管理支持。其中管理支持维度包含 6 个条目，对各条目得分做进一步分析发现，48.1%的人认为支援单位的某些行政程序和不必要的管理条框阻碍了其工作效率的提高，51%的人认为在支援单位工作过程中等待别人或别的部门的工作经常减慢其工作进度，53.2%的人认为原单位的某些行政程序和不必要的管理条框阻碍了其工作效率的提高，54.9%的人认为原单位工作过程中等待别人或别的部门的工作经常减慢其工作进度。可见，接近半数的医务人员不论是对原单位还是支援单位的管理支持水平均不大满意。对中医类科室工作人员职业环境得分结果进行分析发现，在中医类科室工作的医务人员的执业环境各维度得分普遍低于总体值，其中"对发展和成长的认知""资源支持""管理支持"3个维度得分与均值差异较大，提示中医类科室更应加强执业环境建设，提高医务人员的归属感和获得感。

对照2018年全国第六次卫生服务统计调查报告（中部地区）得分情况发现，2022年医务人员自评执业环境较2018年出现明显好转，尤其是"社会认可""对社会认可变化的认知""资源支持"3个维度，详见表1。

表1 医务人员执业环境得分统计

| 执业环境维度 | 全体人员条目均分（分）$\bar{x}\pm s$ | 中医类科室人员条目均分（分）$\bar{x}\pm s$ | 全体人员得分标准化均值 | 2022年自评执业环境水平 | | | 2018年中部地区自评执业环境水平[a] | | |
|---|---|---|---|---|---|---|---|---|---|
| | | | | 高/% | 中/% | 低/% | 高/% | 中/% | 低/% |
| 对发展和成长的认知 | 5.05±0.82 | 4.82±0.73 | 0.84 | 91.3 | 8.5 | 0.1 | 86.6 | 13.0 | 0.4 |
| 资源支持 | 5.35±0.98 | 5.13±1.05 | 0.89 | 82.5 | 15.2 | 2.2 | 57.4 | 38.2 | 4.4 |
| 管理支持 | 4.23±1.31 | 3.93±1.17 | 0.71 | 51.0 | 48.9 | 0.0 | 32.7 | 67.2 | 0.1 |
| 社会认可 | 5.18±1.06 | 5.02±0.86 | 0.86 | 80.8 | 17.3 | 1.7 | 5.8 | 86.3 | 7.9 |
| 对社会认可变化的认知 | 2.64±0.54 | 2.69±0.52 | 0.88 | 68.1 | 27.4 | 4.4 | 39.7 | 34.1 | 21.2 |
| 工作特点—心理要求 | 5.49±0.88 | 5.38±0.76 | 0.92 | 91.5 | 6.7 | 1.7 | 97.2 | 2.4 | 0.4 |
| 工作意义感 | 5.27±0.96 | 5.22±0.84 | 0.88 | 65.7 | 32.6 | 1.6 | 84.7 | 15.2 | 0.1 |

a 资料来源：《全国第六次卫生服务统计调查报告》专题报告（第二辑），第333~378页。

执业环境第二部分主要是对医务人员收入水平和工作量情况进行统计分析，分析发现90%以上医务人员收入在8000元以内；2022年江西省赣州市人均GDP为4194元，医务人员收入略高于平均水平。70%以上人员日均工作时长超 8 小时，比 2018 年人员日均工作时长超 8 小时人数占比高 9.7 个百分点，在一定程度上可以认为在应对突发公共卫生事件中，医务人员日均工作量上升，工作强度较之前增强，详见表 2。

表 2 医务人员收入水平和平均日工作时间统计

| 维度 | 条目 | 2022 年 | | | 2018 年 | |
| --- | --- | --- | --- | --- | --- | --- |
| | | 频次（人） | 百分比（%） | 累计百分比（%） | 百分比（%） | 累计百分比（%） |
| 收入（元） | <＝5000 | 354 | 41.6 | 41.6 | 77.6 | 77.6 |
| | 5001~8000 | 427 | 50.1 | 91.7 | | |
| | 8001~10000 | 56 | 6.6 | 98.2 | | |
| | 10001~15000 | 12 | 1.4 | 99.7 | 22.4 | 100.0 |
| | 15001~20000 | 1 | 0.1 | 99.8 | | |
| | >20000 | 2 | 0.2 | 100.00 | | |
| 平均日工作时间（小时） | <8 | 217 | 25.5 | 25.5 | 35.2 | 35.2 |
| | 8~10 | 448 | 52.6 | 78.1 | 39.1 | 74.3 |
| | 11~13 | 117 | 13.7 | 91.8 | | |
| | 14~16 | 38 | 4.5 | 96.2 | 25.7 | 100.0 |
| | 16 以上 | 32 | 3.8 | 100.0 | | |

### 2. 生命质量得分情况

调查发现，医务人员生命质量总分为 56.74±10.81，生命质量均分高于常模水平，生命质量较高。最差的维度是社会领域，最好的维度是环境领域。生理领域和心理领域得分处于两者之间，t 检验结果发现，与中国人群生命质量常模（2000 年）相比，医务人员总体生命质量水平较高，具体来看生理领域得分低于一般人群，心理领域、环境领域和社会领域得分高于一般人群。中医类科室工作人员生命质量总分及各维度得分均低于医务人员总体水平，详见表 3。

**表3 医务人员生命质量得分统计**

| 维度 | 最小值 | 最大值 | 全体医务人员 | 中医类科室人员 | 常模[b] | T | P |
|---|---|---|---|---|---|---|---|
| 生理领域 | 6.29 | 20.00 | 14.36±2.53 | 13.95±2.75 | 15.10±2.30 | -9.07** | 0.00 |
| 心理领域 | 6.67 | 20.00 | 14.24±2.73 | 13.70±2.31 | 13.89±1.89 | 3.58** | 0.00 |
| 环境领域 | 4.00 | 20.00 | 14.61±2.85 | 14.07±2.62 | 13.93±2.06 | 6.80** | 0.00 |
| 社会领域 | 4.00 | 20.00 | 13.53±2.70 | 13.17±2.31 | 12.14±2.08 | 15.1** | 0.00 |
| 生命质量 | 4.00 | 20.00 | 14.18±2.45 | 13.74±2.14 | 13.38±2.91 | 9.47** | 0.00 |

注：＊P<0.05，＊＊P<0.01。

b 资料来源：方积乾主编《生存质量测定方法及应用》，北京大学医学出版社，2000。

## （三）执业环境和生命质量的关系分析

### 1.执业环境和生命质量的相关性分析

对医务人员的执业环境和生命质量各维度进行相关性分析，发现执业环境与生命质量各维度得分均存在相关性，且执业环境得分与生命质量各分维度得分相关性均高于0.3。从生理领域、心理领域和社会领域来看，执业环境的资源支持、社会认可两维度与其相关度较高；从环境领域来看，社会认可与其相关度较高；从生命质量总分来看，资源支持、社会认可两维度与其得分的相关度较高。由此可以发现，执业环境中对生命质量有较大影响的维度是社会认可和资源支持两个方面。特别值得注意的是，工作量与生命质量各维度得分有负相关性，具体得分情况详见表4。

**表4 执业环境与生命质量相关性分析统计**

| 变量 | 生理领域 | 心理领域 | 环境领域 | 社会领域 | 生命质量 |
|---|---|---|---|---|---|
| 收入 | .061 | .090** | .064 | .122** | .093** |
| 对发展和成长的认知 | .216** | .201** | .173** | .169** | .209** |
| 资源支持 | .334** | .300** | .277** | .340** | .344** |

| 变量 | 生理领域 | 心理领域 | 环境领域 | 社会领域 | 生命质量 |
|---|---|---|---|---|---|
| 管理支持 | .137** | .113** | .072* | .097** | .114** |
| 社会认可 | .386** | .367** | .324** | .384** | .402** |
| 对社会认可变化的认知 | .261** | .297** | .234** | .290** | .298** |
| 工作特点—心理要求 | .232** | .210** | .209** | .203** | .235** |
| 工作意义感 | .227** | .241** | .240** | .257** | .266** |
| 工作量 | -.188** | -.146** | -.126** | -.211** | -.184** |
| 执业环境得分 | .387** | .370** | .319** | .368** | .397** |

注：* P<0.05，** P<0.01。

### 2. 执业环境对生命质量的影响因素分析

为进一步探究医务人员执业环境对其生命质量的影响程度大小，进行逐步回归分析。首先将人口学信息和执业相关信息纳入其中，其次纳入执业环境各维度，最终发现医务人员执业环境可解释生命质量总分22%的变化量，可以认为医务人员执业环境会对其生命质量产生影响。执业环境各维度中，对生命质量的影响程度由高到低依次为社会认可、对社会认可变化的认知、资源支持、工作量和管理支持，详见表5。

表5　执业环境与生命质量回归分析模型结果统计

| 纳入变量 | Beta | t | 显著性 | $R^2$变化量 | F 变化量 | $R^2$ |
|---|---|---|---|---|---|---|
| （常量） | | 10.60 | 0.00 | | | 0.22 |
| 年龄 | 0.08 | 2.52 | 0.01 | 0.01 | 4.97 | |
| 社会认可 | 0.24 | 6.18 | 0.00 | 0.16 | 158.45 | |
| 对社会认可变化的认知 | 0.16 | 4.89 | 0.00 | 0.03 | 31.32 | |
| 资源支持 | 0.14 | 3.63 | 0.00 | 0.01 | 15.35 | |
| 工作量 | -0.09 | -2.97 | 0.03 | 0.01 | 9.74 | |
| 管理支持 | 0.06 | 1.97 | 0.05 | 0.00 | 3.87 | |

通过回归模型可以发现，人口学信息和执业相关信息中，仅年龄对医务人员的生命质量有正向影响。执业环境对生命质量既有正向影响也有负向影响，其中社会认可、对社会认可变化的认知、资源支持、管理支持对生命质量产生正向影响，工作量对生命质量产生负向影响，这种负向影响可能与疫情突发后医务人员工作量激增有关。起正向影响的 5 个方面当中"社会认可"和"对社会认可变化的认知"两方面的影响突出，可解释总变异的 19.00%。

3. 中医类科室人员执业环境对生命质量的影响因素分析

对中医类科室人员的执业环境和生命质量各维度进行相关性分析，发现执业环境得分与生命质量总分之间存在正相关性，如生命质量的环境领域与医务人员工作量之间存在正相关，社会领域与资源支持之间存在正相关，生命质量总分与资源支持之间存在正相关关系，且所有相关维度的得分均高于 0.3，显示相关度较强，具体结果详见表 6。

表 6　中医类科室人员执业环境与生命质量各维度相关性分析结果

| 变量 | 生理领域 | 心理领域 | 环境领域 | 社会领域 | 生命质量 |
|---|---|---|---|---|---|
| 收入 | 0.010 | 0.067 | −0.353 | −0.237 | −0.148 |
| 对发展和成长的认知 | 0.166 | 0.184 | 0.216 | 0.299 | 0.246 |
| 资源支持 | 0.362 | 0.375 | 0.168 | 0.448* | 0.383* |
| 管理支持 | 0.207 | 0.024 | 0.238 | 0.323 | 0.229 |
| 社会认可 | 0.258 | 0.356 | 0.103 | 0.364 | 0.303 |
| 对社会认可变化的认知 | 0.134 | 0.162 | 0.161 | 0.224 | 0.193 |
| 工作特点—心理要求 | 0.292 | 0.286 | 0.212 | 0.213 | 0.288 |
| 工作意义感 | 0.236 | 0.253 | 0.172 | 0.106 | 0.221 |
| 工作量 | 0.264 | 0.315 | 0.399* | 0.221 | 0.346 |
| 执业环境得分 | 0.369 | 0.327 | 0.302 | 0.467* | 0.418* |

注：* $P<0.05$，** $P<0.01$。

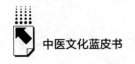

探究中医类科室人员执业环境对生命质量的影响，对中医类科室工作人员数据进行逐步回归分析，首先将人口学信息和执业相关信息纳入其中，其次纳入执业环境各维度，分析发现中医类科室工作人员的执业环境可解释生命质量总分15%的变化量，回归模型中只纳入"资源支持"一个变量，说明在调查样本中，中医类科室医务人员群体中只有资源支持维度对生命质量得分变化具有显著性影响，可以认为在中医类科室中，资源支持极为重要，详见表7。

表7　中医类科室从业人员执业环境和生命质量回归分析模型结果统计

| 纳入变量 | Beta | t | 标准化系数 | $R^2$ 变化量 | $R^2$ | 显著性 F 变化量 |
| --- | --- | --- | --- | --- | --- | --- |
| （常量） | | 4.82 | 0 | | 0.15 | 0 |
| 资源支持 | 0.38 | 2.08 | 0.05 | 0.15 | | 4.30 |

将中医类科室人员分析结果与总人群进行对比可知，基本人口学信息对中医类从业者的生命质量影响作用低于常规值，工作量对生命质量的负面影响效果被削弱，社会认可、对社会认可变化的认知、管理支持的正向作用不明显，相比于其他维度，医务人员十分注重组织给予的资源支持。

（四）工作量、社会认可和资源支持对生命质量的特殊性分析

1. 工作量对生命质量的特殊性分析

分析发现，对医务人员群体，工作量是执业环境当中对生命质量的高危影响因素，高强度的工作对生命质量的各维度均有不良影响。因此，本研究对现有不同工作量下的人群生命质量进行展开分析，进一步探究工作量的影响力大小。

医务人员平均每日工作时间有 5 个维度，维度的工作时长从正常值开始依次递增至正常值的 2 倍以上，在一定时间内不同工作时长下的医务人员生命质量得分情况详见表 8。

表 8　工作量对生命质量得分的特殊性分析统计

| 工作时间统计 | 人数（人） | 生命质量得分 $\bar{x}\pm s$ | 与上一群体生命质量得分差值 |
|---|---|---|---|
| <8 小时 | 217 | 14.41±2.38 | |
| 8~10 小时 | 448 | 14.40±2.33 | −0.01 |
| 11~13 小时 | 117 | 13.81±2.39 | −0.59 |
| 14~16 小时 | 38 | 13.12±2.58 | −0.69 |
| 16 小时以上 | 32 | 12.16±3.26 | −0.96 |

以正常工作 8 小时人群生命质量得分为基准，可以发现随着日工作时长的增加，其生命质量得分的下降速度越来越快，单位加班时长造成的生命质量不良影响越来越大。时长超过 11 小时的人群下降值超过 0.5，时长超过 16 小时生命质量得分下降值接近 1。

2. 社会认可对生命质量的特殊性分析

社会认可对医务人员生命质量得分的解释度为 16%，对社会认可与生命质量得分之间的关系进行展开分析，将医务人员感受的 6 个级别得分进行展开分析，级别划分由体验感极不好到极好依次递增，具体情况详见表 9。

表 9　社会认可对生命质量得分的特殊性分析统计

| 在应对突发公共卫生事件期间，您感觉患者对您的尊重程度有所提高 | 人数（人） | 生命质量得分 $\bar{x}\pm s$ | 与上一群体生命质量得分差值 |
|---|---|---|---|
| 非常不符合（无提高） | 13 | 13.96±2.70 | |
| 比较不符合（提高很不明显） | 11 | 11.75±2.68 | −2.21 |
| 有点儿不符合（提高不明显） | 55 | 11.79±2.67 | 0.04 |

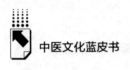

续表

| 在应对突发公共卫生事件期间,您感觉患者对您的尊重程度有所提高 | 人数(人) | 生命质量得分 $\bar{x}\pm s$ | 与上一群体生命质量得分差值 |
|---|---|---|---|
| 有点儿符合(提高稍微明显) | 146 | 13.06±1.74 | 1.27 |
| 比较符合(提高较明显) | 203 | 13.72±1.72 | 0.66 |
| 非常符合(提高极明显) | 424 | 15.17±2.43 | 1.45 |

以认为无提高的群体生命质量得分为基准来看,可以发现人群生命质量得分规律不明显。整体来讲在应对突发公共卫生事件期间,感受到被尊重程度明显提高的人群占比超过90%,证明这一改善较明显,且人群生命质量得分随着感受的提高逐渐增加,认为不明显的人群生命质量得分整体偏低。

3. 资源支持对生命质量的特殊性分析

资源支持是医务人员群体总人群生命质量得分的影响因素,也是中医药从业人员的重要影响因素,将医务人员对资源支持与生命质量得分感受的6个级别得分进行展开分析,体验感由非常差到非常好依次递增,具体情况详见表10。

**表 10 资源支持对生命质量得分的特殊性分析统计**

| 我所工作的单位提供了可以让我高效工作的设备和设施、可以方便地获得工作中需要的各种信息 | 人数(人) | 生命质量得分 $\bar{x}\pm s$ | 与上一群体生命质量得分差值 |
|---|---|---|---|
| 非常不符合(支持非常差) | 12 | 13.98±2.98 | |
| 比较不符合(支持较差) | 10 | 11.89±1.48 | −2.09 |
| 有点儿不符合(支持偏差) | 23 | 12.22±2.56 | 0.33 |
| 有点儿符合(支持偏好) | 104 | 12.66±1.98 | 0.44 |
| 比较符合(支持较好) | 211 | 13.40±1.79 | 0.75 |
| 非常符合(支持非常好) | 492 | 14.99±2.44 | 1.59 |

以认为资源支持较差的人群生命质量得分为基准来看，随着支持感受的提高，生命质量得分逐步提高，单位体验感对生命质量的正向影响逐渐增加，但认为支持非常差的人群没有因为低体验感而大幅度降低生命质量得分。

# 三　结论和建议

## （一）医务人员执业环境大体较好，较2018年明显改善，但中医类科室人员得分偏低

五年来，医务人员执业环境总体有所提高，很大的原因在于国家出台相关法律法规，大力改善医务人员执业环境，特别是2020年以来，各地区的相关政策纷纷出台，对医务人员执业环境的改善起到了很大的推动作用。2020 年 2 月 10 日，国家卫生健康委、人力资源社会保障部、财政部印发了《关于改善一线医务人员工作条件切实关心医务人员身心健康的若干措施》，措施中提到要改善医务人员工作和休息条件、营造有利于医务人员工作的良好环境，为医务人员提供良好后勤服务①。2020 年 2 月 22 日，中央应对新型冠状病毒感染肺炎疫情工作领导小组印发了《关于全面落实进一步保护关心爱护医务人员若干措施的通知》，通知中提到要为医务人员创造更加安全的执业环境，利用多种形式、渠道加大对医务

---

① 国务院：《国务院办公厅转发国家卫生健康委、人力资源社会保障部、财政部关于改善一线医务人员工作条件切实关心医务人员身心健康若干措施的通知》（国办发〔2020〕4 号），2020 年 2 月 10 日。

人员职业精神的宣传力度，对于提高医务人员的社会认可度也起到了重要作用①。但中医类从业人员的执业环境评分偏低，提示我们应充分关注中医类从业人员的执业环境改善工作，保障从事中医相关工作的人员拥有与其他人员一样的职业发展机会、资源和管理支持，落实中医类人员待遇保障，推动中西医并重发展。

（二）调查人群生命质量总体情况高于常模，但生理领域得分明显低于常模，中医类科室人员当中体现更加明显

医务人员在日常工作过程中任务量较高②，每当突发公共卫生事件时，专业应对的人员往往人数不够用。因此，许多参与突发公共卫生事件防控的医务人员都是临床工作者在完成自身本职工作的基础上短暂参与防控的工作，特殊时期也伴随中医服务需求量的激增，使人员工作任务量明显增加，大部分人的日均工作时长都超出 8 小时。有研究显示超负荷的工作量会严重损害身心健康③。本研究结果发现医务人员生理领域得分低于正常人群，生理领域涉及的条目有 7 个，分别为"您觉得疼痛妨碍您去做自己需要做的事情吗?""您需要依靠医疗的帮助进行日常生活吗?""您有充沛的精力去应付日常生活吗?""您行动的能力如何?""您对自己的睡眠

---

① 《中央应对新型冠状病毒感染肺炎疫情工作领导小组关于全面落实进一步保护关心爱护医务人员若干措施的通知》（国发明电〔2020〕5 号），2020 年 2 月 22 日。

② 李进、冯先琼：《医务人员工作量的现状及分析》，《中华现代护理杂志》2016 年第 22 期。

③ 陆静：《慢文化与社会治理的和谐构建》，《当代世界与社会主义》2014 年第 4 期。

情况满意吗?""您对自己做日常生活事情的能力满意吗?""您对自己的工作能力满意吗?"

如果医务人员超负荷工作成为常态,会占用其应付日常生活的精力,导致疲惫的发生,影响睡眠质量,势必对其生理领域质量产生不利影响,因此应当对突发公共卫生事件发生后参与防控的医务人员工作内容作出合理安排,区分好必须由医务人员从事的工作和普通工作人员可以从事的工作。对于必须由医务人员从事的工作,做好医务人员调度及合理的排班制度,保障医务人员必要的休息时间,不建议医务人员连续工作时长超过11个小时。对于普通工作人员可以从事的工作,引进志愿者服务,鼓励社会力量参与到疫情防控当中,并做好上岗前培训,缓解超负荷工作对医务人员生理领域带来的不利影响。

(三)"社会认可"和"对社会认可变化的认知"对医务人员生命质量产生正向影响

执业环境中"社会认可"和"对社会认可变化的认知"两条目对医务人员生命质量得分有突出的正向影响作用,说明医务人员高度重视其工作的社会认可度。每个人都希望自己的工作和劳动价值能够得到社会的认可和肯定,医务人员工作长期与人打交道,患者对其良好的评价势必会让医务人员产生良好的职业荣誉感,带来愉悦的心情。突发公共卫生事件防控当中,医务人员是参与防控的主力军,他们的社会关注度会得到提升,付出的劳动会通过与患者实际交流和媒体宣传等手段被社会注意到并得到肯定,提升其在民众心中的地位,医务人员也对"白衣天使"的形象自我认可度更

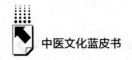

高，在一定程度上对医务人员生命质量产生积极影响。国家、行业、医院等各层次应进一步加强媒体宣传，应发挥好舆情的引导，大力宣传先进事迹和典型人物，进一步弘扬医务人员"救死扶伤"的正面形象，营造良好的执业环境，提高社会认可度，进一步提升医务人员的职业荣誉感。

## （四）组织和机构方面的"资源支持"和"管理支持"对医务人员生命质量产生正向影响

执业环境中"资源支持"和"管理支持"两个维度在生命质量的回归模型中系数显著为正，说明其对生命质量具有正向影响。通过相关分析和回归系数可以发现，资源支持对生命质量的影响高于管理支持。资源支持维度共包含两个条目，分别为"我所支援的单位提供了可以让我高效工作的设备和设施""我在所支援的单位可以方便地获得工作中需要的各种信息"。这说明在应对突发公共卫生事件过程中组织和机构应该着重关注提供必要的资源支持，包括所需的物资、设备和可靠的信息等，这对于顺利完成防控工作和保障医务人员自身的生命质量都十分必要。同时提供良好的管理支持条件，在人手紧缺的情况下合理安排各个部门和岗位职责，尽量避免人力资源的浪费。

管理支持也是工作过程得以顺利进行的重要保障之一。特别是在积极应对突发公共卫生事件时，医疗机构每天需要处理多种不确定情况，这对管理层和管理制度提出了更高层次的要求。医务人员普遍认为所在单位的管理支持不到位，行政程序冗杂，多部门配合不协调，提示我们应改进和不断优化行政管理流程，尽可能避免冗杂的行政手续，拓宽多部门的信息沟通渠道，提高沟通效率，为医务人员提供便捷的工作环境。

## （五）资源支持的过程中应关注提升中医类科室医务工作者资源条件

我国历来重视中医药事业发展，党的二十大报告指出"促进中医药传承创新发展"，国务院办公厅印发了《中医药振兴发展重大工程实施方案》，为中医药传承创新发展创造了有利的政策环境。本研究发现，中医类科室工作人员生命质量低于调查人群的平均水平，执业环境中资源支持对生命质量的得分具有极高的解释度，应关注在职业发展上给予中医类科室医务人员必要的资源支持，提高其生命质量，夯实中医药发展的人力基础。

## 参考文献

马欣荣、江洪、郭雨墨等：《新冠肺炎疫情期间医疗机构工作人员心理健康状况及与职业倦怠的关系》，《临床精神医学杂志》2022 年第 1 期。

李爱丽、潘婷婷、伍三霞等：《隔离病房护士对新型冠状病毒肺炎患者照护体验的质性研究》，《中华护理杂志》2020 年第 S1 期。

杨芳、刘群英、张蔚：《制度伦理视域下重大公共卫生事件医疗救治人员人文关怀措施制度化研究》，《中国医学伦理学》2021 年第 1 期。

谭刚、曹定知、阮晓燕等：《四川省不同职业人群对中医药意向调查与研究》，《中国卫生事业管理》2006 年第 5 期。

夏冬冬、罗志华：《抗击新冠肺炎疫情期间一线护士压力源与工作投入的相关性研究》，《中国医学伦理学》2021 年第 3 期。

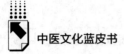
张振铎、孙谋轩、钟杰：《接受与给予帮助行为匹配对适应性绩效的影响》，《管理科学》2022年第3期。

严晓婷、吴俞萱、刘祯帆等：《突发公共卫生事件下医务人员核心应急能力、心理弹性对工作投入的影响》，《职业与健康》2021年第11期。

# 中医药产业发展篇

TCM Industry Development

## B.7

# 2022年中国中医药产业发展调查研究

周晶 杨怡 刘兴琳*

**摘　要：** 本报告从中医药产业概念出发，围绕中医药产业发展相关政策、市场规模和重点企业展开阐述。以三次产业分类法为依据，采用专家咨询法形成包含7个评价指标在内的中医药产业评价指标体系，运用因子分析法对2022年全国31个省（区、市）的中医药产业发展情况进行评价。结果显示，我国中医药产业发展存在区域发展不均衡问题。西部和中部地区在中医药资源上表现较好，东部地区在中医药生产与销售上有明显优势，但在中医药资源上稍

* 周晶，成都中医药大学管理学院副教授，主要研究方向为中医药产业经济、中医药文化传播；杨怡，成都中医药大学马克思主义学院2023级硕士研究生，研究方向为中医药文化传播；刘兴琳，成都中医药大学管理学院2023级硕士研究生，研究方向为社会医学与卫生事业管理。

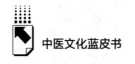

显薄弱。我国中医药产业的发展离不开政策扶持、市场需求、科技创新和国际化发展等多方面因素的共同推动。

**关键词：** 中医药产业　区域发展　高质量发展

# 一　中医药产业的概念

中医药是中华民族在长期医疗、生活实践中，积累总结而成的具有独特理论风格和丰富诊疗经验的医药体系。而中医药产业是中医药在经济层面的一种表现形式，是与中医药相关的所有经济活动的总和。国内众多学者对中医药产业的定义各不相同。李泊溪认为中医药农业、中医药工业、中医药商业和中医药知识业一起构成中医药产业体系，该产业体系以中医药为专业范围，围绕人们对中医药的需求分工合作，通过将中医药各种资源进行整合，以提供满足市场需求的产品和服务①。王海燕则认为，中医药产业的概念有广义与狭义之分，狭义的中医药产业仅仅指中医药药品以及和中药相关的产品的生产、流通和经营；而广义的中医药产业是指以中医中药为核心，一切与中医药相关的有形产品和无形服务的生产经营②。

综合众多学者的定义可知，中医药产业涵盖了中药种植、中药生产、中医医疗、养生保健、健康养老、健康旅游、健康食品等诸

---

① 李泊溪：《中药现代化产业推进战略》，《经济管理》2001 年第 21 期。

② 王海燕：《中国西部中医药产业可持续发展研究》，天津大学博士学位论文，2014。

多领域，不仅是医药行业的重要组成部分，更是我国的战略性新兴产业，与国民身体健康及中华文化的传承与发展息息相关。本报告中中医药产业主要是指中药产业。

## 二 中医药产业发展现状

### （一）相关政策

中医药产业的健康有序发展离不开政策支持。我国部分省（区、市）在本地区"十四五"规划中对中医药产业的发展作出相应规划（见表1），内容主要围绕品牌建设、产业基地建设、产业集群建设等方面展开。如：河北省政府计划重点建设安国现代中药等产业基地，打造京津冀生物医药产业集群；重庆市政府聚焦于中药材和纺织服装等领域，旨在创建具有优势特色的产业集群；陕西省政府则关注中药材的种养植规模化与规范化，努力将"秦药"品牌做大做强。

表1 部分省（区、市）"十四五"规划与中医药产业相关内容汇总

| 省区市 | 具体内容 |
| --- | --- |
| 天津市 | 推动组分中药国家重点实验室建设运行，促进中药新药、经典名方研发和产业发展 |
| 河北省 | 积极发展植物有机成分提取、中药新药，重点建设安国现代中药等产业基地，打造京津冀生物医药产业集群 |
| 内蒙古自治区 | 因地制宜发展蒙中药材等特色产业 |
| 辽宁省 | 以经典名方验方为基础，推动中药新药和中药健康产品发展，加快老品种二次开发；发展生物制药、现代中药、食品保健品和健康服务等产业 |

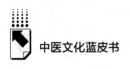

| 省区市 | 具体内容 |
|---|---|
| 吉林省 | 白山—湖州现代农业合作示范园:重点发展以人参、天麻、五味子等为主的中药材产业 |
| 江苏省 | 50条重点产业链:包括中药、集成电路、酿造(酒)等 |
| 浙江省 | 加快发展现代中药、生命健康信息技术应用等重点领域 |
| 安徽省 | 建设生物医药、现代中药、机器人等30个左右在全国具有较强影响力和竞争力的重大新兴产业基地;重点发展化学制药、现代中药、生物制药、高端医疗器械和医疗健康服务业 |
| 江西省 | 以中药加工制造为龙头,以中药材种植和中医药健康服务为两翼,以业态融合为重点方向,大力推动中药制药关键技术、中药制药装备;重点实施中药传承创新、现代生物技术应用等工程,加快南昌江中药谷、赣州青峰药谷、南昌新绿色中医药产业现代中药生产基地建设 |
| 广东省 | 加快发展生物医药产业,在生物药、化学药、现代中药、高端医疗器械、医疗服务等领域形成竞争优势;支持发展岭南中药、医疗服务、公共卫生等产业 |
| 重庆市 | 围绕中药材、纺织服装等领域,创建优势特色产业集群;打造中药材、茶叶等全产业链。培育中成药、中药饮片、中药配方颗粒等现代中药 |
| 西藏自治区 | 推进藏医藏药等领域发展 |
| 甘肃省 | 中医中药产业。优化道地药材种植布局,推行中药材标准化种植。实施陇药品牌行动,推动中药加工产业集聚发展,做强中药精深加工。提升中药材仓储物流能力,完善中药材市场体系,做大中药材市场流通;建设现代中药材种植、加工、交易、健康养生等产城融合项目 |
| 新疆维吾尔自治区 | 支持乌鲁木齐、伊犁、阿勒泰等地建设现代化中药产业化基地、原料药基地,支持阿勒泰、和田、喀什等地建设中药材种植基地,打造特色中药产业 |

资料来源:中央财经大学绿色金融国际研究院。

## (二)市场规模

### 1.中药材

2022年,中药材交易市场成交额为1911.56亿元,较2021年减少了4.64亿元(见图1),其中,批发市场占据主导地位。2022年,中药材批发市场成交额1831.37亿元,较2021年增长1.23亿元；2022年中药材零售市场成交额为80.19亿元，较2021年减少5.87亿元（见图2）。

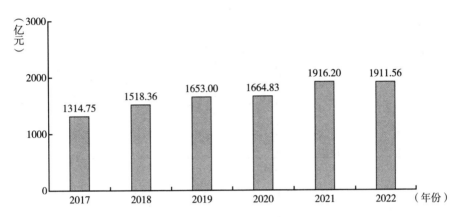

**图1　2017~2022年中药材市场成交额情况**

资料来源：国家统计局官网。

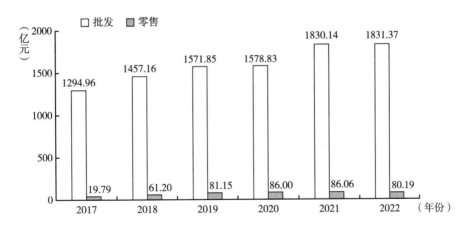

**图2　2017~2022年中药材批发、零售市场成交额情况**

资料来源：国家统计局官网。

2022年，我国中药材市场共有22个，较2021年减少2个（见图3）。2022年我国中药材市场摊位数有52174个，较2021年增加

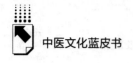

1356 个（见图 4）。2022 年，我国中药材市场总营业面积为 320.53 万平方米，较 2021 年减少 10.82 万平方米（见图 5）。

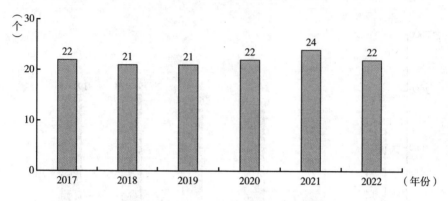

**图 3 2017～2022 年中药材市场数**

资料来源：国家统计局官网。

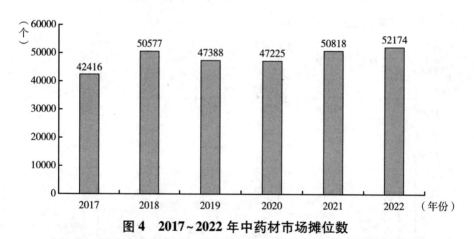

**图 4 2017～2022 年中药材市场摊位数**

资料来源：国家统计局官网。

按销售品类分类，2022 年中药材类销售额占七大类医药商品销售总额的 2.3%，远远低于西药类销售额占比（见图 6）。

2022 年，中药材进口 132344 吨，同比增长 95.8%，金额总计 259435 万元人民币，同比增长 31.7%；2022 年中药材出口 134794

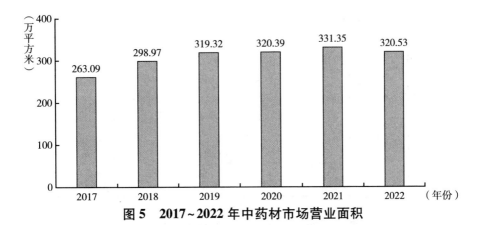

**图5　2017～2022年中药材市场营业面积**

资料来源：国家统计局官网。

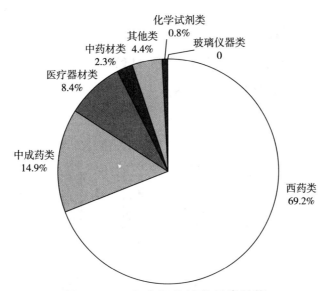

**图6　2022年全行业销售品类结构**

资料来源：中华人民共和国商务部市场运行和消费促进司《2022年药品流通行业运行统计分析报告》，2023。

吨，同比增长7.2%，金额总计661048万元人民币，同比增长6.3%（见图7）。

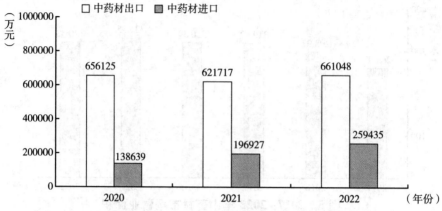

**图7　2020～2022年中药材进出口情况**

资料来源：海关总署官网。

## 2. 中医药制造

我国中医药制造市场从 2017 年的 673 亿元增至 2022 年的 790 亿元，整体呈上升趋势（见图8）。

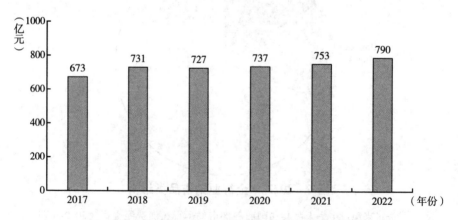

**图8　2017～2022年中国中医药制造市场规模现状**

资料来源：《中国中药配方颗粒行业发展趋势分析与未来前景预测报告（2022-2029年）》，观研报告网。

### 3.中药配方颗粒

随着中药配方颗粒销售范围由二级及以上中医院向所有符合相关中医执业资质的医疗机构扩容，市场有望迎来数倍增长空间。从中药配方颗粒行业市场规模来看，《2023-2029年中国中药配方颗粒市场全景调查及投资方向研究报告》显示，2021年中药配方颗粒市场规模为350.82亿元。2022年，中国中药配方颗粒市场规模增长至419.90亿元，同比增长19.69%。

### 4.中药饮片

2022年中药饮片主营业务收入2170亿元，较2021年增长5.49%（见图9）。截至2022年底，各省（区、市）共有生产中药饮片企业2250家，较2021年增加了110家（见图10）。

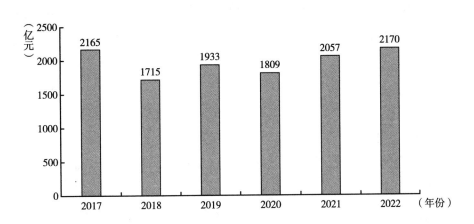

**图9 2017~2022年中药饮片主营业务收入**

资料来源：根据网络公开资料整理得到。

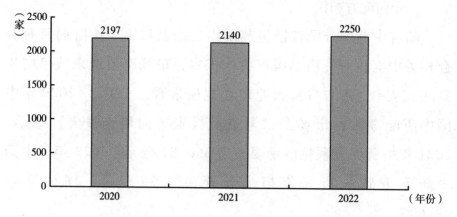

**图10　2020~2022年生产中药饮片企业数**

资料来源：国家药品监督管理局。

### 5. 中成药

2022年我国中成药产量为244.66万吨，较2021年减少5.29万吨（见图11），而按销售品类分类，2022年中成药类销售额占七大类医药商品销售总额的14.9%，位居第二（见图6）。

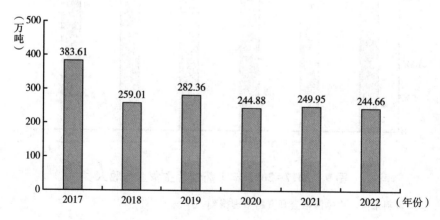

**图11　2017~2022年中成药产量**

资料来源：国家统计局官网。

2022年中成药主营业务收入5134亿元,较2021年增长5.6%(见图12)。2022年底,全国共有生产中成药企业2319家,较2021年增长141家(见图13)。

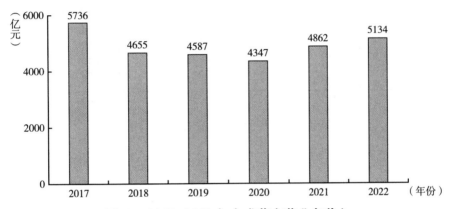

**图12 2017~2022年中成药主营业务收入**

资料来源:根据网络公开资料整理得到。

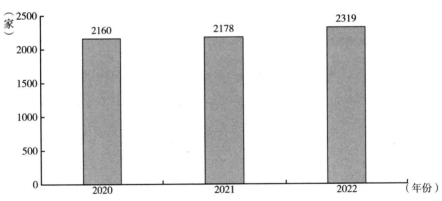

**图13 2020~2022年生产中成药企业数**

资料来源:国家药品监督管理局。

2022年中成药出口量为12863吨,较2021年增长11.23%。总体来看,中成药出口量态势向好(见图14)。

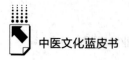
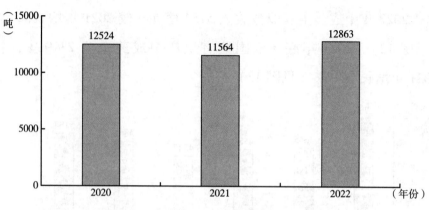

**图14　2020～2022 年中成药出口量**

资料来源：海关总署官网。

## （三）重点企业分析①

### 1. 广药集团

广州医药集团有限公司（以下简称广药集团）是广州市政府授权经营管理国有资产的国有企业，主要从事中西药品、大健康产品、医疗器械、生物医药、医疗服务等与医药整体相关的产品研制开发、生产销售以及医疗健康养生服务产业，是广州市重点扶持发展的集科、工、贸于一体的大型企业集团，拥有 1 家上市公司广州白云山医药集团股份有限公司（香港 H 股、上海 A 股上市）及成员企业 30 多家。广药集团是全球最长寿的中药企业，也是全球最大的中成药生产基地，拥有陈李济、王老吉等 12 家中华老字号，10 家百年企业，9 件国家级、省级非遗。集团旗下白云山奇星的华佗再造丸已连续十多年居全国中成药出口第一名，并进入俄罗斯等

---

① 根据 2022 年度中国中药企业 TOP100 排行榜的前 5 进行整理。

多个国家的医保。脱胎于中医药的王老吉凉茶"足迹"遍布全球五大洲，已出口60多个国家和地区。2020~2022年，公司营业总收入从616.7亿元增长至707.9亿元，归母净利润从29.15亿元增长至39.67亿元。

### 2. 华润三九

华润三九医药股份有限公司（简称"华润三九"）是大型国有控股医药上市公司，主要从事医药产品的研发、生产、销售及相关健康服务。中药配方颗粒是公司的重要业务之一，公司生产600余种单味配方颗粒品种，拥有两大中药材种子种苗繁育基地，公司高度重视中药传承创新，持续关注中药经典名方、中药配方颗粒标准及药材资源的研究，目前在研经典名方20余首。通过与国内知名科研院校合作，推进中药配方颗粒国家标准研究和申报。从总体来看，近年来华润三九营收保持较为稳定增长，2020年受新冠疫情影响，公司处方药受医药门诊量下滑影响，感冒药在零售药店端销售受到限制，营业和归母净利润出现下滑，营收136.4亿元，同比下降7.82%，归母净利润15.97亿元，同比下降23.89%。但2021年公司营收有所回升，2021~2022年，公司营业总收入从155.4亿元增长至180.8亿元，归母净利润从20.55亿元增长至24.49亿元。

### 3. 中国中药

中国中药控股有限公司（简称"中国中药"）是中国医药集团有限公司（简称"国药集团"）中药产业板块的核心平台，是国内中药配方颗粒行业龙头，拥有完善的产业链，集科研、制造、销售于一体，拥有800多个成药品规（其中280多个品规入选

2018 版《国家基本药物目录》)、700 多个单味中药配方颗粒品种、400 多个经典复方浓缩颗粒（专供出口），涵盖中药材种采、中药饮片、配方颗粒、中成药、中医药大健康等相关领域。2020~2022 年，公司营业收入分别为 148.1 亿元、190.5 亿元、143 亿元，归母净利润分别为 16.63 亿元、19.33 亿元、7.64 亿元。

**4. 步长制药**

步长制药成立于 2001 年，多年来，公司以专利中成药为核心，致力于中药现代化，充分发挥了中药在心脑血管这一"大病、慢病"领域中的重要作用，形成了立足心脑血管市场、覆盖中成药传统优势领域、聚焦大病种、培育大品种的立体产品格局，研发、培育出了脑心通胶囊、稳心颗粒和丹红注射液三个独家专利品种，治疗范围涵盖中风、心律失常、供血不足和缺血梗塞等常见心脑血管疾病。未来公司将布局大健康产业，以专利中药为基础，积极开拓生物制药、互联网医药（移动医疗、穿戴医疗、电商等）、保健品、医疗器械、医院等。2020~2022 年公司营业总收入从 160.1 亿元持续降低到 149.5 亿元，归母净利润从 18.61 亿元降低至 -15.30 亿元，主要原因是公司收购股权，大额计提 30.7 亿元商誉。

**5. 以岭药业**

石家庄以岭药业股份有限公司于 1992 年 6 月 16 日创建，公司首次系统构建了络病理论体系，"中医络病诊疗方法"被列入国家级非物质文化遗产，《络病学》成为大学教材，在全国 40 余所高校开课。先后承担国家 973、国家 863、国家自然科学基金、国家重点研发计划等国家级、省部级课题 60 余项。公司研发治疗冠心病、脑梗塞的通心络胶囊等专利新药 10 余个，获得专利 800 余项，荣获国家科技进步一等奖、国家科技进步二等奖等6项国家大奖。在河北和北京等地建设了5个生产研发基地，在全国建立了30余个中药材原材料基地，生产车间先后通过了美国、欧盟等多个国家和地区的国际认证，建立了符合国际标准的全面质量控制体系。2020~2022年，公司营业总收入从87.82亿元增长至125.3亿元，归母净利润从12.19亿元增长至23.62亿元。

# 三　中医药产业发展评价

## （一）构建中医药产业评价指标体系

### 1. 指标选取

以三次产业分类法为依据，采用德尔菲专家咨询法并结合数据可得性对评价指标进行筛选，最终形成包含7个评价指标在内的中医药产业评价指标体系（见表2）。

表2　中医药产业评价指标

| 一级指标 | 二级指标 | 三级指标 |
|---|---|---|
| 中医药产业 | 第一产业 | 药材播种面积(千公顷)X1 |
| | | 中药材产值(亿元)X2 |
| | 第二产业 | 中药保护品种数(种)X3 |
| | | 中药相关药品生产企业数(个)X4 |
| | | 中药专利申请数(个)X5 |
| | 第三产业 | 中成药类销售额(万元)X6 |
| | | 中药相关药品经营企业数(个)X7 |

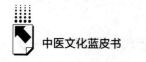

### 2. 资料来源

数据主要通过国家统计局、国家药品监督管理局、商务部官方数据和《2022年全国中医药统计年鉴》整理得来。

## （二）实证分析

### 1. 研究方法

通过对全国31个省（区、市）的中医药产业进行评价分析，找出各省（区、市）中医药产业发展优劣势，提出相应的对策与建议。

本部分主要采用因子分析法来进行计算。因子分析法是利用降维的思想，把众多指标变量转化为少数几个相互独立的因子变量，且这些因子变量能够涵盖原始变量的信息。

### 2. 实证分析

首先进行KMO检验和Bartlett球形检验。由表3可知，KMO测度大于0.6且球形检验的P值为0，表示适合做因子分析。

**表3　KMO和Bartlett检验**

| 项目 | 结果 | |
| --- | --- | --- |
| KMO取样适切性量数 | .675 | |
| Bartlett球形度检验 | 近似卡方 | 65.114 |
| | 自由度 | 21 |
| | 显著性 | .000 |

从表4可知，特征值大于1的因子变量有2个，累计方差贡献率达到65.173%，说明前两个因子变量涵盖了原始变量65.173%的信息。

表4　总方差解释

| 序号 | 总计 | 初始特征值方差百分比（%） | 累积百分比（%） | 总计 | 提取载荷平方和方差百分比（%） | 累积百分比（%） | 总计 | 旋转载荷平方和方差百分比（%） | 累积百分比（%） |
|---|---|---|---|---|---|---|---|---|---|
| 1 | 2.807 | 40.102 | 40.102 | 2.807 | 40.102 | 40.102 | 2.771 | 39.586 | 39.586 |
| 2 | 1.755 | 25.07 | 65.173 | 1.755 | 25.07 | 65.173 | 1.791 | 25.587 | 65.173 |
| 3 | .812 | 11.6 | 76.773 | | | | | | |
| 4 | .554 | 7.912 | 84.685 | | | | | | |
| 5 | .51 | 7.292 | 91.976 | | | | | | |
| 6 | .308 | 4.403 | 96.379 | | | | | | |
| 7 | .253 | 3.621 | 100.000 | | | | | | |

从表5可知，第一个因子在中成药类销售额、中药相关药品经营企业数、中医药专利申请数量、中药相关药品生产企业数和中药保护品种数上有较高的载荷，故取名为中医药生产与销售；第二个因子在药材播种面积和中药材产值上有较高的载荷，故取名为中医药资源。

表5　旋转后的成分矩阵 a

| 分项 | 1 | 2 |
|---|---|---|
| 中成药类销售额（万元） | .828 | −.169 |
| 中药相关药品经营企业数（个） | .785 | .199 |
| 中医药专利申请数量（件） | .755 | −.088 |
| 中药相关药品生产企业数（个） | .687 | .496 |
| 中药保护品种数（种） | .642 | −.047 |
| 药材播种面积（千公顷） | −.114 | .878 |
| 中药材产值（亿元） | .037 | .834 |

提取方法：主成分分析法。
旋转方法：凯撒正态化最大方差法。旋转在3次迭代后已收敛。

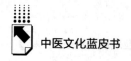

最后一步先计算出每个公因子的方差占累积方差的比例，然后将其作为权重进行加权平均得出中医药产业评价的综合得分。根据表6成分得分系数矩阵可以得出：

$$F1 = -0.076 \times X1 + 0.235 \times X2 - 0.019 \times X3 + 0.231 \times X4$$
$$+ 0.308 \times X5 + 0.278 \times X6 + 0.278 \times X7 \qquad \text{（公式1）}$$

$$F2 = 0.498 \times X1 - 0.051 \times X2 + 0.468 \times X3 + 0.252 \times X4$$
$$- 0.127 \times X5 + 0.082 \times X6 - 0.079 \times X7 \qquad \text{（公式2）}$$

$$F = 39.586 \times F1 + 25.587 \times F2 \qquad \text{（公式3）}$$

表6　成分得分系数矩阵

| 分项 | 1 | 2 |
| --- | --- | --- |
| 药材播种面积(千公顷) | -.076 | .498 |
| 中药保护品种数(种) | .235 | -.051 |
| 中药材产值(亿元) | -.019 | .468 |
| 中药相关药品生产企业数(个) | .231 | 0.252 |
| 中成药类销售额(万元) | .308 | -.127 |
| 中药相关药品经营企业数(个) | .278 | .082 |
| 中医药专利申请数量(件) | .278 | -.079 |

提取方法：主成分分析法。
旋转方法：凯撒正态化最大方差法。

### 3. 评价结果

由表7可知，综合排名前五的依次为广东、山东、四川、河南以及云南；综合排名后五位的是西藏、青海、海南、宁夏、福建。在中医药生产与销售上，广东排第1，青海排第31；在中医药资源上，云南排第1，上海排第31，由于地理位置的不同，各省（区、市）之间存在显著区别。

表7　31个省（区、市）中医药产业评价值与排序

| 省（区、市） | F1 | 排名 | F2 | 排名 | 总得分 | 排名 |
|---|---|---|---|---|---|---|
| 广东 | 3.03495 | 1 | 0.25248 | 12 | 126.6 | 1 |
| 山东 | 2.08989 | 2 | −0.70725 | 23 | 64.63 | 2 |
| 四川 | 1.05192 | 5 | 0.87613 | 7 | 64.06 | 3 |
| 河南 | 0.51547 | 8 | 1.34961 | 4 | 54.94 | 4 |
| 云南 | −0.30523 | 20 | 2.41523 | 1 | 49.72 | 5 |
| 安徽 | 0.95049 | 6 | 0.19399 | 13 | 42.59 | 6 |
| 黑龙江 | −0.11469 | 17 | 1.21227 | 6 | 26.48 | 7 |
| 江苏 | 1.31427 | 3 | −1.11227 | 27 | 23.57 | 8 |
| 湖南 | 0.29088 | 9 | 0.46046 | 10 | 23.3 | 9 |
| 湖北 | −0.19703 | 18 | 1.21367 | 5 | 23.25 | 10 |
| 浙江 | 1.0901 | 4 | −0.77811 | 24 | 23.24 | 11 |
| 陕西 | −0.02046 | 15 | 0.80122 | 8 | 19.69 | 12 |
| 河北 | 0.06346 | 12 | 0.60078 | 9 | 17.88 | 13 |
| 广西 | −0.01142 | 14 | 0.37874 | 11 | 9.24 | 14 |
| 贵州 | −0.75022 | 25 | 1.49955 | 3 | 8.67 | 15 |
| 甘肃 | −0.83093 | 26 | 1.51565 | 2 | 5.89 | 16 |
| 重庆 | −0.02556 | 16 | 0.02132 | 14 | −0.47 | 17 |
| 吉林 | 0.00916 | 13 | −0.35946 | 18 | −8.84 | 18 |
| 北京 | 0.52168 | 7 | −1.36325 | 29 | −14.23 | 19 |
| 江西 | −0.24882 | 19 | −0.17462 | 16 | −14.32 | 20 |
| 山西 | −0.53206 | 22 | −0.29014 | 17 | −28.49 | 21 |
| 天津 | 0.10893 | 10 | −1.41672 | 30 | −31.94 | 22 |
| 上海 | 0.07304 | 11 | −1.46862 | 31 | −34.69 | 23 |
| 内蒙古 | −0.92118 | 27 | −0.03669 | 15 | −37.4 | 24 |
| 新疆 | −0.68336 | 23 | −0.48372 | 19 | −39.43 | 25 |
| 辽宁 | −0.47071 | 21 | −0.84417 | 25 | −40.23 | 26 |
| 福建 | −0.68898 | 24 | −0.55494 | 20 | −41.47 | 27 |
| 宁夏 | −1.36962 | 30 | −0.5952 | 22 | −69.45 | 28 |

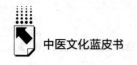
续表

| 省(区、市) | F1 | 排名 | F2 | 排名 | 总得分 | 排名 |
|---|---|---|---|---|---|---|
| 海南 | -1.17992 | 28 | -0.89375 | 26 | -69.58 | 29 |
| 青海 | -1.44294 | 31 | -0.58672 | 21 | -72.13 | 30 |
| 西藏 | -1.32115 | 29 | -1.12548 | 28 | -81.1 | 31 |

由表 8 可知，在区域发展方面，东部地区的平均排名是 16.64，其中广东省居首位，海南省排名最靠后，排名第 29。中部地区的平均排名是 11.88，其中河南省排名第 4，山西省排名第 21。西部地区的平均排名为 19.33，其中四川省排名第 3，西藏自治区排名第 31。从排名上看，东、中、西部中医药产业发展极差较大，说明在中医药产业发展上，存在区域发展不平衡的问题。

表 8　我国中医药产业分区域排名情况

| 区域 | 均值 | 最大值 | 最小值 | 极差 |
|---|---|---|---|---|
| 东部地区 | 16.64 | 29 | 1 | 28 |
| 中部地区 | 11.88 | 21 | 4 | 17 |
| 西部地区 | 19.33 | 31 | 3 | 28 |

说明：本报告将 31 个省（区、市）分为东、中、西部三个区域，其中东部共 11 个省（市），包括北京市、天津市、河北省、辽宁省、上海市、江苏省、浙江省、福建省、山东省、广东省、海南省；中部共 8 个省份，包括山西省、吉林省、黑龙江省、安徽省、江西省、河南省、湖北省、湖南省；西部 12 个省（区、市），包括内蒙古自治区、广西壮族自治区、重庆市、四川省、贵州省、云南省、西藏自治区、陕西省、甘肃省、青海省、宁夏回族自治区、新疆维吾尔自治区。

（三）小结

通过对我国中医药产业省际发展现状进行评价与比较，发现三大产业在东、中、西部区域间存在发展不均衡问题。从省（区、市）的排名来看，西部和中部地区在中医药资源上表现较好，并且在中医药资源发展方面，中部正在缩小与西部的差距。东部地区在中医药生产与销售上有明显优势，但由于地理位置不同，在中医药资源上稍显薄弱。

中医药资源、中医药生产与销售是中医药产业链上必不可缺的重要环节，它们紧密相连又相互促进，基于此，中药材种植与中医药生产与销售环节应建立起共赢的合作机制，以品种作为连接桥梁，以利益作为连接纽带，致力于打造基于道地药材的企业品牌，保证上游种植为中下游生产与销售输送优质原料，进而促进我国中医药产业高质量发展。

# 四　中医药产业发展前景

近年来，随着国家对中医药产业的重视和支持力度不断加大，以及市场需求持续增长，我国中医药产业展现出前所未有的发展机遇。

首先，政策的支持为中医药产业的发展注入了强大动力。国家制定了一系列扶持中医药产业的优惠政策，为中医药产业的健康发展提供了有力保障。这些政策不仅涵盖了科研、教育和人才培养等方面，还加强了中医药标准化的建设，推动了中医药的国际交流与合作。政策的持续落地实施，为中医药产业的蓬勃发展奠定了坚实基础。

其次，市场需求是推动中医药产业发展的关键因素。随着人们

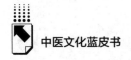

生活水平的提高和健康观念的转变，越来越多的人开始注重中医养生和保健。中医药在医疗、保健、美容等领域的应用逐渐普及，市场需求呈现快速增长的态势。国内医疗保健市场的不断扩大和消费升级，为中医药产业的发展提供了广阔的市场空间。

再次，科技创新是推动中医药产业升级发展的核心驱动力。现代中药制剂技术、中药材质量控制技术、中药药理研究方法等方面的研究不断取得突破，为中医药产业的创新发展提供了技术支持。加强产学研合作，推动科技成果的转化应用，将有助于提升中医药产业的科技含量和核心竞争力。例如，现代中药制剂技术的研究和应用为中药制剂的创新发展提供了可能。通过对传统中药制剂工艺进行现代化改造，运用现代制剂技术提高中药制剂的生产效率和产品质量。这将有助于提高中药制剂的竞争力，推动中医药产业的创新发展。同时，科技创新还将催生更多新产品和新技术，满足市场的多样化需求。例如，利用现代生物技术研发新型中药制剂，如纳米中药、靶向药物等，能够提高药物的生物利用度和疗效，满足患者的个性化需求。

又次，中医药产业的产业链也在不断完善。从中药材的种植、加工、制剂生产到医疗保健服务等方面，我国已经形成了完整的产业链条。这为中医药产业的可持续发展提供了有力保障，有助于实现资源整合和协同发展。例如，中药材的种植是中医药产业的基础环节之一。随着国家对中药材种植的扶持力度不断加大，中药材种植面积不断扩大，品种质量得到有效控制。这将有利于提高中药材的质量和安全性，满足市场的需求。产业链的完善将促进各个环节的良性互动，降低成本、提高效率，进一步提升中医药产业的综合竞争力。例如，通过优化中药材种植和加工环节，降低生产成本和提高产品质量；通过加强产学研合作和技术创新，提高中药制剂的生产效率和竞争力；通过拓展医疗保健服务市场和完善产业链条等方式提高中医药产业的综合效益和竞争力。

最后，国际化发展是中医药产业的重要发展方向。随着国际社会对中医药的认知和接受程度不断提高，越来越多的国家和地区开始进口和使用中医药产品。加强国际交流与合作，推动中医药的国际标准化和注册认证，将有助于提升中医药在国际市场的竞争力，进一步拓展国际市场空间。在这一背景下，我国中医药产业开始积极探索国际化发展道路，积极参与全球竞争。一方面，我国政府积极与国际社会签订中医药合作协议，推动中医药在国际舞台上的地位不断提升；另一方面，我国中医药企业也在加快海外市场的布局，通过并购、合资等方式，将中医药产品和服务推向世界。此外，通过举办各类国际中医药学术交流活动，传播中医药文化，提高国际社会对中医药的认可度，为中医药国际化发展创造有利条件。

然而，中医药产业在发展过程中也面临一些挑战。首先，中药材资源的可持续供应问题。随着市场需求的增大，部分中药材资源出现短缺，价格波动较大，对中医药产业的稳定发展造成一定影响。因此，加强中药材资源的保护和合理利用，提高中药材的产量和质量，是当前亟待解决的问题。其次，中医药产业的科技创新能力有待提高。虽然近年来我国在中医药研究领域取得了一定成果，但与发达国家相比，仍存在一定差距。因此，加大研发投入，提高中医药产业的科技创新能力，是推动产业转型升级

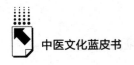
的关键。

展望未来，我国中医药产业将继续保持良好的发展态势。政策扶持、市场需求、科技创新和国际化发展等多方面因素将共同推动中医药产业的繁荣。为确保中医药产业的可持续发展，我国应进一步加强政策体系建设，提高中药材资源保护和利用水平，加大科技创新力度，推动产业转型升级，加强人才培养，提升中医药服务质量，以满足人民群众日益增长的健康需求。同时，充分发挥企业在产业发展中的主体作用，鼓励企业加大研发投入，提高产品质量，培育知名品牌，提升竞争力。此外，还要加强国际合作，推动中医药在全球范围内的发展，为人类健康事业作出更大贡献。

总之，我国中医药产业正面临前所未有的发展机遇，具有良好的市场前景。在国家政策的支持下，通过全行业的共同努力，我国中医药产业必将迎来一个更加美好的明天。

## 参考文献

彭迪、陈雪梅：《青海藏药产业竞争力实证研究》，《中国经贸导刊（中）》2018 年第 23 期。

张澳：《基于因子分析的我国 A 股上市公司竞争力评价——以医药企业为例》，《中国商论》2021 年第 7 期。

蒋维晏、章德林：《中医药产业高质量发展内涵分析及路径选择》，《江西中医药大学学报》2023 年第 6 期。

董晓娜：《新时代我国中医药产业发展探析》，《亚太传统医药》2023 年第 3 期。

# B.8
# 健康中国视域下中医药产业发展的
# 研究热点与趋势分析

白思敏　黄友良*

**摘　要：** 随着《"健康中国2030"规划纲要》的实施，中医药产业作为我国传统优势产业之一，其发展受到前所未有的关注。本文旨在探讨在健康中国背景下中医药产业的发展现状、研究热点以及未来趋势，以期为后续相关研究提供借鉴和参考。从发展热点来看，中医药产业在健康中国战略的推动下，呈现多元化、创新化和现代化的发展趋势，传统中医药疗法得到进一步传承和弘扬，与生物科技、信息技术等领域的深度融合，为中医药现代化注入了新活力。从发展趋势来看，中医药产业在研发创新、产业链的完善和国际化进展方面不断取得新的突破。同时，中医药产业在政策法规体系的完善、行业标准的统一和专业人才的培养等方面仍需持续发力。

**关键词：** 中医药产业　融合发展　高质量发展

---

\* 白思敏，博士，陕西中医药大学人文管理学院公共管理教研室教授，硕士研究生导师，主要研究方向为公共政策与健康治理；黄友良，博士，北京中医药大学管理学院副教授，主要研究方向为智慧医疗、卫生政策与管理。

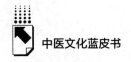

根据第五次全国人口普查，65 岁及以上人口占总人口的比例达到 6.96%①，2000 年中国已进入老龄化社会，基数大、速度快、带病生存成为中国老龄化严峻形势的重要特征。同时，随着中国经济社会的不断发展，慢性非传染性疾病成为居民健康的头号敌人，2006 年全国第三次全死因回顾调查结果表明，我国 75.4% 的居民死于脑血管病、癌症、慢性呼吸系统疾病和心脏病②。在人口老龄化加速和慢性病患者规模扩大的背景下，党和国家对于卫生健康体系建设愈加重视。在 2012 年，卫生部发布《"健康中国 2020" 战略研究报告》，提出了"健康中国"这一重大战略思想③。2016 年 10 月，中共中央和国务院印发《"健康中国 2030" 规划纲要》，从国家战略层面统筹解决关系健康的重大和长远问题④。2017 年 10 月，党的十九大报告再次提出实施健康中国战略，提出完善国民健康政策，为人民群众提供全方位全周期的健康服务，这是健康中国建设确立为国家战略的重要标志⑤。2019 年 6 月，国家卫生健康委员会负责制定了《健康中国行动（2019—2030 年）》，同年 7 月，国务院印发《关于实施健康中国行动的意见》，并成立健康中国行

① 国家统计局：《第五次全国人口普查公报（第 1 号）20010515》，https：//www. stats. gov. cn/sj/tjgb/rkpcgb/qgrkpcgb/202302/t20230206_ 1901984. html。

② 孔灵芝：《中国慢性非传染性疾病防治的策略调整与实践》，《中华预防医学杂志》2010 年第 1 期，第 11~13 页。

③ 卫生部：《"健康中国 2020" 战略研究报告》，https：//www. gov. cn/govweb/gzdt/2012-08/17/content_ 2205978. htm。

④ 中共中央、国务院：《"健康中国 2030" 规划纲要》，https：//www. gov. cn/zhengce/ 2016 - 10/25/content _ 5124174. htm？ eqid = 8ba966ab000520e80000 00046476f57e。

⑤ 朱晓华、张燕、朱媛媛：《健康中国战略：从理论构想到实践推动》，《经济地理》2023 年第 12 期。

动推进委员会负责统筹推进健康中国行动。2022 年 10 月，党的二十大报告再次强调健康中国建设的重要性，指出建设健康中国是我国 2035 年发展总体目标的一个重要方面，要"把保障人民健康放在优先发展的战略位置，完善人民健康促进政策"①。

健康中国战略是我国政府在新的历史时期提出的重大国家发展战略，提出了全民健康覆盖、预防为主、中西医并重、健康产业发展、健康政策完善等五个方面的目标，以期实现人民群众身体健康、生活质量提高和国家经济社会持续发展。中医药是历经几千年的实践与淬炼形成的国家宝藏，为中华民族的繁衍生息发挥了不可替代的作用②。自新中国成立以来，特别是《"健康中国 2030"战略纲要》实施以来，中医药服务体系不断发展。中医药健康服务是我国特色医疗服务体系，涵盖中药种植、中药生产、中医药服务等多产业内容，其发展是新时代人们健康促进的刚性需求，更是"健康中国"背景下的必然需求③。本研究拟通过对"健康中国 2030"战略发布后，2017 年以来我国中医药健康产业研究热点与趋势进行分析，希望为中医药健康产业的发展和后续研究提供一定的参考依据。

---

① 王小倩、侯曼麒：《健康中国视角下卫生健康诉求的变化》，《思想战线》2023 年第 1 期，第 146~155 页。
② 陈文玲、张瑾：《充分发挥我国中医药独特优势 新形势下应加快构建中西医并重的医药卫生体制》，《人民论坛·学术前沿》2021 年第 12 期，第 64~83 页。
③ 姜岩、颜培正、王诗源等：《中医药健康服务体系建设的思考》，《西部中医药》2020 年第 5 期，第 55~58 页。

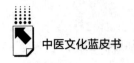

# 一 健康中国视域下中医药产业发展的政策环境分析

## （一）数据与方法

在中国工程科技知识中心政策库中，以"中医药"为关键词和发布时间2016～2023进行检索，共有276条记录，进一步利用政策类型为"政策文件"和政策层级为"国家级"进行筛选，得到140条政策文件记录，再去除重复的、不是以中医药为主的和例行常规活动开展通知后有23条政策文件记录，根据发布时间信息发现缺少2021～2023年的政策。对国家中医药管理局、国家卫健委、国家药监局和中央人民政府网站标题含有中医药相关2021～2023年政策文件，进行筛选共补充19条政策记录，详见表1。

表1 2016～2023年国家级中医药相关重要政策

| 序号 | 文件名 | 发文单位 | 发布年份 | 发文字号 |
|---|---|---|---|---|
| 1 | 《国家中医药管理局关于印发中医药人才发展"十三五"规划的通知》 | 国家中医药管理局 | 2016 | 国中医药人教发〔2016〕39号 |
| 2 | 《国家中医药管理局关于印发中医中药中国行——中医药健康文化推进行动实施方案(2016～2020年)的通知》 | 国家中医药管理局 | 2016 | 国中医药办发〔2016〕43号 |
| 3 | 《国家中医药管理局办公室关于对"古代经典名方目录制定的遴选范围和遴选原则"征求意见的通知》 | 国家中医药管理局 | 2017 | 国中医药办科技函〔2017〕38号 |
| 4 | 《国家中医药管理局关于印发〈中医药传承与创新"百千万"人才工程(岐黄工程)实施方案〉的通知》 | 国家中医药管理局 | 2017 | 国中医药人教发〔2017〕9号 |

| 序号 | 文件名 | 发文单位 | 发布年份 | 发文字号 |
|---|---|---|---|---|
| 5 | 《国家中医药管理局办公室、国家卫生计生委办公厅关于印发中医医疗技术相关性感染预防与控制指南（试行）的通知》 | 国家中医药管理局等 | 2017 | 国中医药办医政发〔2017〕22号 |
| 6 | 《国家卫生计生委办公厅国家中医药管理局办公室关于加强中医药地方性法规及制度建设的通知》 | 国家中医药管理局等 | 2017 | 国中医药办法监函〔2017〕21号 |
| 7 | 《国家中医药管理局办公室关于进一步落实中医中药中国行——中医药健康文化推进行动有关工作的通知》 | 国家中医药管理局 | 2017 | 国中医药办新函〔2017〕153号 |
| 8 | 《教育部国家中医药管理局关于医教协同深化中医药教育改革与发展的指导意见》 | 国家中医药管理局等 | 2017 | 教高〔2017〕5号 |
| 9 | 《国家中医药管理局办公室关于征求三级中医骨伤医院评审标准有关文件意见的通知》 | 国家中医药管理局 | 2017 | 国中医药医政函〔2017〕233号 |
| 10 | 《卫生计生委中药局关于印发中医诊所基本标准和中医（综合）诊所基本标准的通知》 | 国家中医药管理局等 | 2017 | 国卫医发〔2017〕55号 |
| 11 | 《国家中医药管理局关于推进中医药健康服务与互联网融合发展的指导意见》 | 国家中医药管理局 | 2017 | 国中医药规财发〔2017〕30号 |
| 12 | 《国家中医药管理局关于印发〈中医药传承与创新"百千万"人才工程（岐黄工程）资金管理暂行办法〉和〈第四次全国中药资源普查资金管理暂行办法〉的通知》 | 国家中医药管理局 | 2017 | 国中医药规财发〔2017〕32号 |

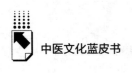

续表

| 序号 | 文件名 | 发文单位 | 发布年份 | 发文字号 |
|---|---|---|---|---|
| 13 | 《国家中医药管理局 科技部 工业和信息化部 国家卫生健康委员会关于印发〈关于加强中医医疗器械科技创新的指导意见〉的通知》 | 国家中医药管理局等 | 2018 | 国中医药科技发〔2018〕11 号 |
| 14 | 《国家中医药管理局关于印发〈国医大师、全国名中医学术传承管理暂行办法〉的通知》 | 国家中医药管理局 | 2018 | 国中医药人教发〔2018〕6 号 |
| 15 | 《国家中医药管理局办公室国家卫生计生委办公厅中央军委后勤保障部卫生局关于开展重大疑难疾病中西医临床协作试点工作的通知》 | 国家中医药管理局等 | 2018 | 国中医药办医政发〔2018〕3 号 |
| 16 | 《关于印发〈中医中药中国行——中医药健康文化推进行动 2018 年活动方案〉的通知》 | 国家中医药管理局 | 2018 | 中组委会办〔2018〕1 号 |
| 17 | 《国家中医药管理局办公室关于开展国家中医药领军人才支持计划——岐黄学者申报推荐工作的通知》 | 国家中医药管理局 | 2018 | 国中医药办人教函〔2018〕96 号 |
| 18 | 《国家中医药管理局科技部关于印发〈关于加强中医药健康服务科技创新的指导意见〉的通知》 | 国家中医药管理局等 | 2018 | 国中医药科技发〔2018〕10 号 |
| 19 | 《关于开展三级医院对口帮扶贫困县中医医院远程医疗开展有关情况调查的通知》 | 国家中医药管理局 | 2018 | 国中医药规财便函〔2018〕36 号 |
| 20 | 《关于加强新时代少数民族医药工作的若干意见》 | 国家中医药管理局等 | 2018 | 国中医药医政发〔2018〕15 号 |

续表

| 序号 | 文件名 | 发文单位 | 发布年份 | 发文字号 |
|---|---|---|---|---|
| 21 | 《国家中医药管理局办公室关于印发县级中医医院医疗服务能力基本标准和推荐标准(试行)的通知》 | 国家中医药管理局 | 2018 | 国中医药办医政函〔2018〕163号 |
| 22 | 《国家中医药管理局办公室关于征求〈中医医院信息化建设基本规范(修订)(征求意见稿)〉和〈中医医院信息系统基本功能规范(修订)(征求意见稿)〉意见的函》 | 国家中医药管理局 | 2019 | 国中医药办规财函〔2019〕56号 |
| 23 | 《国家中医药管理局办公室关于印发〈全国中医药文化宣传教育基地管理暂行办法〉及〈全国中医药文化宣传教育基地基本标准(2019版)〉的通知》 | 国家中医药管理局 | 2019 | 国中医药办新函〔2019〕145号 |
| 24 | 《中共中央　国务院关于促进中医药传承创新发展的意见》 | 中共中央、国务院 | 2019 | |
| 25 | 《关于印发〈中共中央　国务院关于促进中医药传承创新发展的意见〉重点任务分工方案的通知》 | 国家中医药管理局 | 2019 | 国中医药办发〔2019〕15号 |
| 26 | 《国家中医药管理局办公室关于印发公立中医医院章程范本的通知》 | 国家中医药管理局 | 2020 | 国中医药办医政函〔2020〕149号 |
| 27 | 《国家中医药管理局办公室关于推进中医药传承创新工程重点中医医院中医经典病房建设与管理的通知》 | 国家中医药管理局 | 2020 | 国中医药办医政函〔2020〕265号 |
| 28 | 《国家中医药管理局 国家卫生健康委员会关于印发〈中医病证分类与代码〉和〈中医临床诊疗术语〉的通知》 | 国家中医药管理局等 | 2020 | 国中医药医政发〔2020〕3号 |
| 29 | 《教育部 国家卫生健康委 国家中医药管理局关于深化医教协同进一步推动中医药教育改革与高质量发展的实施意见》 | 国家中医药管理局等 | 2020 | 教高〔2020〕6号 |

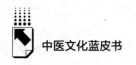
续表

| 序号 | 文件名 | 发文单位 | 发布年份 | 发文字号 |
|---|---|---|---|---|
| 30 | 《国家药监局关于发布〈中药配方颗粒质量控制与标准制定技术要求〉的通告》 | 国家药品监督管理局 | 2021 | 2021年第16号 |
| 31 | 《国务院办公厅印发关于加快中医药特色发展若干政策措施的通知》 | 国务院 | 2021 | 国办发〔2021〕3号 |
| 32 | 《关于印发推进妇幼健康领域中医药工作实施方案(2021-2025年)的通知》 | 国家中医药管理局等 | 2021 | 国卫妇幼函〔2021〕86号 |
| 33 | 《关于进一步加强综合医院中医药工作推动中西医协同发展的意见》 | 国家中医药管理局等 | 2021 | 国卫医函〔2021〕126号 |
| 34 | 《国家医疗保障局　国家中医药管理局关于医保支持中医药传承创新发展的指导意见》 | 国家中医药管理局等 | 2021 | 医保函〔2021〕229号 |
| 35 | 《关于印发〈推进中医药高质量融入共建"一带一路"发展规划(2021—2025年)〉的通知》 | 国家中医药管理局等 | 2021 | 国中医药国际发〔2021〕6号 |
| 36 | 《国务院办公厅关于印发"十四五"中医药发展规划的通知》 | 国务院办公厅 | 2022 | 国办发〔2022〕5号 |
| 37 | 《国家中医药局　教育部　人力资源和社会保障部　国家卫生健康委关于加强新时代中医药人才工作的意见》 | 国家中医药管理局等 | 2022 | 国中医药人教发〔2022〕4号 |
| 38 | 《国家中医药管理局关于印发〈"十四五"中医药人才发展规划〉的通知》 | 国家中医药管理局 | 2022 | 国中医药人教发〔2022〕7号 |
| 39 | 《国家中医药管理局关于印发〈中医药统计工作管理办法(试行)〉的通知》 | 国家中医药管理局 | 2022 | 国中医药规财发〔2022〕9号 |
| 40 | 《国家中医药管理局关于印发"十四五"中医药信息化发展规划的通知》 | 国家中医药管理局 | 2022 | 国中医药规财函〔2022〕238号 |

| 序号 | 文件名 | 发文单位 | 发布年份 | 发文字号 |
|---|---|---|---|---|
| 41 | 《国务院办公厅关于印发中医药振兴发展重大工程实施方案的通知》 | 国务院办公厅 | 2023 | 国办发〔2023〕3号 |
| 42 | 《国家中医药管理局综合司关于印发公立中医医院高质量发展评价指标（试行）操作手册（2023版）的通知》 | 国家中医药管理局 | 2023 | 国中医药综医政函〔2023〕281号 |

## （二）政策分析

根据发文的年份来看，2017年发文数量最多，占比接近1/4；从发文的机构来看，国家中医药管理局单独发文数量最多，为22份。国务院及国务院办公厅发文4份，其中2019年发布的《中共中央　国务院关于促进中医药传承创新发展的意见》，为中医药发展"把脉""开方"，更为新时代传承创新发展中医药事业指明方向。多部门联合发文15份，联合的部门有国家卫生健康委员会、教育部、国家医疗保障局、科技部、工业和信息化部、人力资源和社会保障部等。

对中医药产业市场的供给方面进行改善提升的文件有28份，主要从卫生人才培养、中医药服务提升、中医药机构管理、中医药资源挖掘以及中医药产业发展等领域全方位布局。对与中医药产业市场需求拉动相关的文件有4份，主要从居民对中医药健康文化的认知与了解方面进行引导，强化居民的中医药偏好。对中医药产业市场环境改善的文件有10份，主要从法律、信息标准、服务规范、产品标准和建设标准方面进行改善。

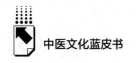

## 二 健康中国视域下中医药产业学研究热点 与趋势分析

### （一）数据与方法

在中国知网期刊数据库中，将"中医药、中医、中药、产业、健康"作为检索关键词，在高级检索中设置题名同时包含"中医药""产业"，或者同时包含"中医药""健康"，或者同时包含"中医""产业"，或者同时包含"中药""产业"，检索2017年1月1日以后发表的学术论文，操作时间为2024年1月17日。检索到1803篇文献，每年发文数量相对稳定，在250篇上下略有浮动，筛选后有1747篇文献进入分析。采用可视化工具CiteSpace 6.2. R7进行文献计量可视化分析。对研究者、研究机构、关键词共现进行分析，利用图谱、表格展示研究的热点和变化趋势。

### （二）研究者与研究机构分析

根据发文的数量来看，排名前三的研究机构是江西中医药大学、南京中医药大学、安徽中医药大学，详见表2。

表2 2017～2023年成果发表前十的研究机构

单位：篇

| 序号 | 发文量 | 机构名词 |
| --- | --- | --- |
| 1 | 51 | 江西中医药大学 |
| 2 | 36 | 南京中医药大学 |
| 3 | 36 | 安徽中医药大学 |

| 序号 | 发文量 | 机构名词 |
|------|--------|----------|
| 4 | 35 | 北京中医药大学 |
| 5 | 29 | 中国中医科学院 |
| 6 | 26 | 广州中医药大学 |
| 7 | 23 | 湖南中医药大学 |
| 8 | 20 | 黑龙江中医药大学 |
| 9 | 19 | 成都中医药大学 |
| 10 | 19 | 河南中医药大学 |

在进行研究者与研究机构图谱分析前，进行参数设置，时间切片 year＝3，选择指标使用 g-index 指数，k 值设定为 25。共获得 248 个节点与 335 条连线，即图谱中研究者、研究机构有 248 个，存在 335 条关联关系，进行聚类分析，Modularity Q＝0.9235，Silhouette＝0.9939，见图 1。作者与研究机构的共现，则是表明研究的合作性，根据聚类分析可以看出，已形成一定的研究团队，但受到地理区域限制，同一机构或同一区域的特征比较显著，同时根据研究团队的研究成果提炼的关键词进行聚类标签提取，可以看出不同的研究团队关于中医药产业研究有不同侧重。从突现性来看，即作者或研究机构发文量在一个周期里突增，突现值最大的是广州中医药大学，其从 2021 年起发文量大幅增加，且趋势预测将持续至 2024 年；突现值第二的是南京中医药大学卫生经济管理学院，其 2019 年发文量明显增加，2020 年恢复到之前水平；突现值第三的是中华中医药学会，其 2017 年发文量明显增加，2018 年恢复到之前水平。从中心性来看，即跨校合作的程度，排名前三的机构分别是成都中医药大学、上海中医药大学、江西中医药大学。

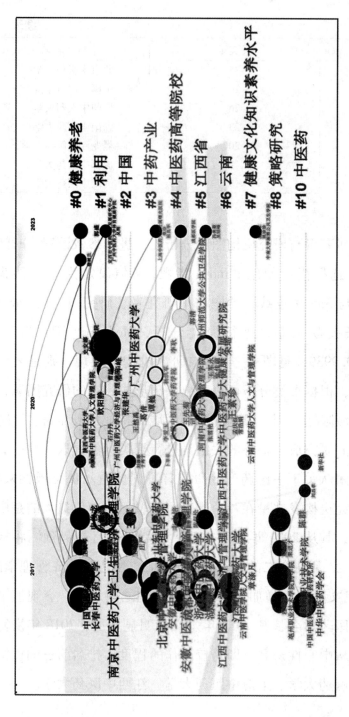

图 1  研究机构聚类分析

#0 健康养老
#1 利用
#2 中国
#3 中药产业
#4 中医药高等院校
#5 江西省
#6 云南
#7 健康文化知识素养水平
#8 策略研究
#10 中医药

### （三）关键词分析

#### 1. 聚类分析

在进行关键词图谱分析前，进行参数设置，时间切片 year=2，选择指标使用 g-index 指数，k 值设定为 20。共获得 278 个节点与 462 条连线，即图谱中关键词有 278 个，存在 462 条关联关系，进行聚类分析，Modularity Q=0.654，Silhouette=0.8602，见图 2。

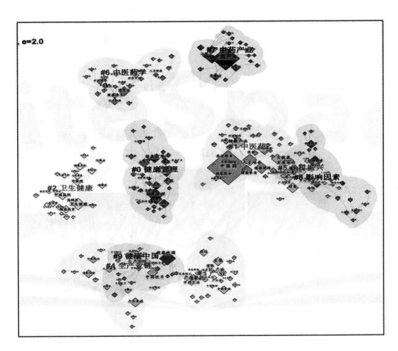

**图 2　关键词共现聚类分析**

根据图 2 可以看出，聚类#0、#2、#6、#7 之间相对独立，使用 LLR 聚类标签生产规则，依次是健康管理、卫生健康、中医药学和中药产业。聚类#1、#5、#8 之间联系比较紧密，有部分重叠，

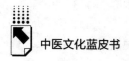
它们的聚类标签分别是中医药、乡村振兴和影响因素。聚类#3、#4、#9之间也是呈现联系紧密，聚类#4和#9大部分重叠，它们的聚类标签分别是产业、全产业链和健康中国。10个聚类的子集代表内容详见表3。

表3 关键词共现聚类信息

| 聚类号 | 聚类名 | 聚类包含文章数量(篇) | 聚类平均轮廓值(S值) | 发表的平均年份 | 子集代表性内容 |
|---|---|---|---|---|---|
| #0 | 健康管理 | 37 | 0.854 | 2019 | 心理健康、可穿戴设备、大学生、朋辈心理互助、养生产业 |
| #1 | 中医药 | 34 | 0.874 | 2019 | 健康养老、旅游发展模式、健康产业、医养结合、老龄化、发展策略 |
| #2 | 卫生健康 | 26 | 0.946 | 2018 | 健康扶贫、健康文化、中医医院、基层医疗卫生、医联体、中医中药 |
| #3 | 产业 | 26 | 0.825 | 2018 | 创新、传承、产业融合、中药工业、中药材种植、问题与对策 |
| #4 | 全产业链 | 25 | 0.842 | 2019 | 中药饮片、中医药法、科技成果转化、中药材生产、传承创新 |
| #5 | 乡村振兴 | 25 | 0.846 | 2019 | 对策、问题、大健康、发展现状、产业联盟、路径 |
| #6 | 中医药学 | 25 | 0.905 | 2018 | 人类健康、中医肿瘤、中国方案、引领作用、守正创新、世界中联 |

| 聚类号 | 聚类名 | 聚类包含文章数量(篇) | 聚类平均轮廓值(S值) | 发表的平均年份 | 子集代表性内容 |
|---|---|---|---|---|---|
| #7 | 中药产业 | 23 | 0.872 | 2019 | 国际化、中药、中医药、中药产业、竞争力、创新能力、中药专利技术 |
| #8 | 影响因素 | 20 | 0.776 | 2018 | 健康素养、居民、中医药健康文化素养、"互联网+"、失能老年患者 |
| #9 | 健康中国 | 16 | 0.907 | 2019 | 治未病、四川省、基层中医医疗、中药质量、中药材大品种、大健康产业、第三方检测机构 |

时间线聚类显示模式可以直观地看出每个聚类研究开始的时间，以及后续时间中研究主题发展情况（见图3）。通过图3可以看出，自2017年以来，最初的研究主题持续深入，同时有新的研究拓展，在不同聚类间也有关联关系，如健康管理聚类，2017年开始就有大量的学者研究，同一时间大学生、心理健康等成为其研究的对象或视角，2018年、2019年对老年患者的研究，再往后还出现了创新模式、浙江省、三甲医院、基层医生等研究关键词。

2.关键词频次、突现性、中心性分析

Citespace从文章的题名、摘要和作者制定的关键词中按关键词共现计量方法摘录关键词，出现频次前三的为中医药、中药产业和健康中国，高频关键词说明了围绕中医药健康产业研究的主题，从这些关键词可以看出与我国"健康中国2030"战略、中医药传承创新发展的号召紧密相关。从关键词短时间内出现频率骤增的角度分析，即突现性，2017~2018年突现词为大健康、中医中药、

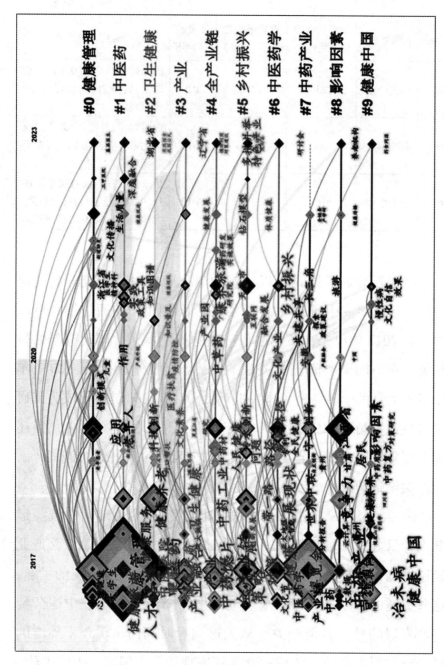

图 3　关键词时间线型聚类

现状、健康文化，2019～2020 年突现词为健康扶贫、守正创新，2021～2022 年突现词为乡村振兴、影响因素、老年人，2024 年突现词为生活质量，这些就是围绕中医药健康产业研究的热点，它们之间关联性较高，研究热点比较紧密。中心性是考查关键词共现网络中的重要性和影响力，中心性最大的三个关键词是中医药、大健康、中药饮片。以这些关键词作为重要研究方向和内容，中医药健康产业的研究不断深入和扩展（见表4）。

表4 关键词频次、突现性、中心性情况

| 序号 | 出现频次 | | 突现性 | | | 中心性 | |
|---|---|---|---|---|---|---|---|
| | 关键词 | 频次 | 关键词 | 突现值 | 开始时间 | 关键词 | 中心值 |
| 1 | 中医药 | 339 | 乡村振兴 | 4.67 | 2022 | 中医药 | 0.32 |
| 2 | 中药产业 | 158 | 影响因素 | 4.14 | 2022 | 大健康 | 0.17 |
| 3 | 健康中国 | 50 | 健康扶贫 | 3.66 | 2019 | 中药饮片 | 0.17 |
| 4 | 健康管理 | 46 | 老年人 | 2.86 | 2021 | 中药产业 | 0.16 |
| 5 | 影响因素 | 37 | 大健康 | 2.77 | 2017 | 人才培养 | 0.16 |
| 6 | 卫生健康 | 36 | 中医中药 | 2.66 | 2017 | 健康教育 | 0.14 |
| 7 | 人才培养 | 36 | 守正创新 | 2.54 | 2019 | 策略 | 0.14 |
| 8 | 健康旅游 | 32 | 健康文化 | 2.49 | 2018 | 健康产业 | 0.13 |
| 9 | 健康产业 | 32 | 现状 | 2.49 | 2017 | 健康中国 | 0.12 |
| 10 | 医养结合 | 31 | 生活质量 | 2.47 | 2024 | 健康管理 | 0.12 |

根据知网检索中的被引频次信息，整理 2017 年以来发表的中医药健康产业相关研究的被引频次前十的期刊论文（见表5）。学术研究成果的引用网络能够更好地展现研究热点，从这 10 篇期刊论文我们可以看出，中医药健康产业发展理论、中药质量、中医药基层服务能力、中医药产业的国际化、中医药健康素养、中医药产业助力乡村振兴、中医药养生保健等已是研究热点。

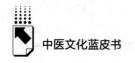

**表5  被引频次前十的研究成果**

单位：次

| 序号 | 篇名 | 刊名 | 发表年份 | 被引频次 |
|---|---|---|---|---|
| 1 | 中药大健康产业发展机遇与战略思考 | 中国工程科学 | 2017 | 93 |
| 2 | 中药质量标志物（Q-marker）：提高中药质量标准及质量控制理论和促进中药产业科学发展 | 中草药 | 2019 | 86 |
| 3 | 基于SERVQUAL量表的以家庭医生为主体的社区中医药健康管理服务评价 | 中国全科医学 | 2019 | 68 |
| 4 | 基于医养结合的中医药健康养老服务模式研究 | 卫生经济研究 | 2017 | 56 |
| 5 | 中医药产业国际化发展路径研究——基于"一带一路"战略的视角 | 国际经济合作 | 2017 | 56 |
| 6 | 2017年中国公民中医药健康文化素养水平及影响因素分析 | 中国中药杂志 | 2019 | 51 |
| 7 | 基于特色产业的乡村产业振兴研究——以中医药产业带动一二三产业融合为例 | 天津行政学院学报 | 2018 | 47 |
| 8 | 充分发挥中医药独特优势和作用  为人民群众健康作出新贡献 | 中国中西医结合杂志 | 2020 | 36 |
| 9 | 中药保健食品研发、评价和产业现状及发展策略 | 中国中药杂志 | 2019 | 34 |
| 10 | "健康中国"背景下中医药服务能力的内涵构成及提升路径对策 | 中国卫生事业管理 | 2019 | 32 |

# 三  健康中国战略实施后中医药产业
# 专利发明热点与趋势分析

## （一）数据与方法

在中国知网专利数据库中，进入旧版界面，将"中医、中药"

作为检索关键词，在高级检索中设置专利名称包含"中医"或"中药"，专利发布时间依次设置为 2017 年内、2018 年内、2019 年内、2020 年内、2021 年内、2022 年内和 2023 年内进行检索，依次记录不同年份发明专利数和实用性专利数，利用 excel 制作图 4。同时，记录不同年份专利关键词出现频次排名前 40 的数据，记录不同年份专利归属学科出现频次排名前 40 的数据，分别整理为 excel 数据文件，最终呈现排名前十的情况，即表 6 和表 7。检索操作时间为 2024 年 1 月 23 日。

### （二）专利发明热点与趋势分析

根据中国知网专利数据库检索结果，2017~2023 年专利名词中包含"中医"或"中药"的发明专利有 40898 项，实用性专利有 31340 项，2018 年发明专利发布数量达到峰值，2021 年实用性专利发布数量达到峰值，详见图 4。

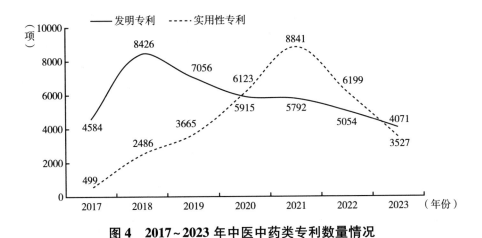

图 4 2017~2023 年中医中药类专利数量情况

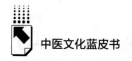

通过表 6 可以看出，2017～2023 年中医、中药相关专利的关键词排序比较稳定，主要是针对不同疾病研发中药组合物及其制备方法、中药材炮制加工工艺专利，为中药产业的创新发展提供了重要的技术支撑。中医服务相关的专利主要是中药饮片煎煮设备、不同科室不同疾病的特色中药处理装置，为中医服务的质量提升与创新发展注入动力。

表 6　2017～2023 年专利关键词年频次排行前十变动情况

单位：次

| 序号 | 2017 年 | | 2018 年 | | 2019 年 | | 2020 年 | | 2021 年 | | 2022 年 | | 2023 年 | |
|---|---|---|---|---|---|---|---|---|---|---|---|---|---|---|
| | 关键词 | 频次 | 关键词 | 频次 | 关键词 | 频次 | 关键词 | 频次 | 关键词 | 频次 | 关键词 | 频次 | 关键词 | 频次 |
| 1 | 制备方法 | 4127 | 制备方法 | 3421 | 制备方法 | 2359 | 制备方法 | 2373 | 制备方法 | 2080 | 组合物 | 2084 | 组合物 | 1103 |
| 2 | 组合物 | 4031 | 组合物 | 3067 | 组合物 | 2083 | 组合物 | 2192 | 组合物 | 2019 | 制备方法 | 1893 | 制备方法 | 987 |
| 3 | 中药制剂 | 745 | 固定连接 | 865 | 固定连接 | 1049 | 固定连接 | 1927 | 固定连接 | 1641 | 固定连接 | 1073 | 固定连接 | 488 |
| 4 | 中药配方 | 727 | 中药制剂 | 573 | 中药饮片 | 754 | 中药饮片 | 1051 | 中药饮片 | 924 | 中药饮片 | 795 | 中药饮片 | 406 |
| 5 | 金银花 | 543 | 中药饮片 | 517 | 中药制剂 | 362 | 中药制剂 | 392 | 方法和应用 | 331 | 中药制剂 | 310 | 方法和应用 | 196 |
| 6 | 固定连接 | 469 | 中药配方 | 487 | 方法和应用 | 273 | 中药加工 | 370 | 固定板 | 316 | 方法和应用 | 310 | 中药制剂 | 141 |
| 7 | 中药饮片 | 358 | 金银花 | 352 | 出料口 | 256 | 出料口 | 346 | 支撑板 | 274 | 驱动电机 | 198 | 中药材 | 101 |
| 8 | 鸡血藤 | 348 | 方法和应用 | 345 | 固定板 | 242 | 方法和应用 | 326 | 中药制剂 | 271 | 外观设计 | 193 | 支撑架 | 76 |

| 序号 | 2017年 | | 2018年 | | 2019年 | | 2020年 | | 2021年 | | 2022年 | | 2023年 | |
|---|---|---|---|---|---|---|---|---|---|---|---|---|---|---|
| | 关键词 | 频次 | 关键词 | 频次 | 关键词 | 频次 | 关键词 | 频次 | 关键词 | 频次 | 关键词 | 频次 | 关键词 | 频次 |
| 9 | 提取液 | 331 | 提取液 | 282 | 外表面 | 218 | 外表面 | 306 | 中药加工 | 264 | 出料口 | 179 | 驱动电机 | 76 |
| 10 | 威灵仙 | 291 | 出料口 | 280 | 中药材 | 213 | 固定板 | 306 | 中药配方 | 229 | 外表面 | 177 | 中药配方 | 75 |

通过表7可以看出，2017~2023年中医、中药相关专利从归属学科角度看，中药学学科专利数持续处于第一的位置，中药药品研发是中医药专利的主要方面。同时根据学科排名的变化，可以看出在中医药产业传承创新发展中离不开学科交叉与融合，特别是在数字化浪潮下，2023年的计算机软件及计算机应用学科频次进入前十，中医药产业与数字化融合又进一步发展。

表7 2017~2023年专利归属学科年频次排行前十变动情况

单位：次

| 序号 | 2017年 | | 2018年 | | 2019年 | | 2020年 | | 2021年 | | 2022年 | | 2023年 | |
|---|---|---|---|---|---|---|---|---|---|---|---|---|---|---|
| | 学科 | 频次 | 学科 | 频次 | 学科 | 频次 | 学科 | 频次 | 学科 | 频次 | 学科 | 频次 | 学科 | 频次 |
| 1 | 中药学 | 8351 | 中药学 | 5785 | 中药学 | 3595 | 中药学 | 3708 | 中药学 | 3253 | 中药学 | 2863 | 中药学 | 1496 |
| 2 | 轻工业手工业 | 1204 | 轻工业手工业 | 1296 | 有机化工 | 1472 | 有机化工 | 2070 | 有机化工 | 1731 | 有机化工 | 1092 | 有机化工 | 418 |
| 3 | 有机化工 | 1012 | 有机化工 | 1200 | 轻工业手工业 | 1247 | 轻工业手工业 | 1789 | 轻工业手工业 | 1477 | 轻工业手工业 | 870 | 无机化工 | 401 |

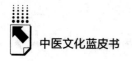

续表

| 序号 | 2017年 | | 2018年 | | 2019年 | | 2020年 | | 2021年 | | 2022年 | | 2023年 | |
|---|---|---|---|---|---|---|---|---|---|---|---|---|---|---|
| | 学科 | 频次 | 学科 | 频次 | 学科 | 频次 | 学科 | 频次 | 学科 | 频次 | 学科 | 频次 | 学科 | 频次 |
| 4 | 药学 | 592 | 无机化工 | 669 | 无机化工 | 786 | 无机化工 | 1235 | 无机化工 | 998 | 无机化工 | 858 | 药学 | 393 |
| 5 | 无机化工 | 537 | 药学 | 521 | 生物医学工程 | 613 | 生物医学工程 | 965 | 生物医学工程 | 964 | 药学 | 643 | 轻工业手工业 | 331 |
| 6 | 工业通用技术及设备 | 336 | 工业通用技术及设备 | 466 | 工业通用技术及设备 | 607 | 工业通用技术及设备 | 746 | 工业通用技术及设备 | 639 | 生物医学工程 | 639 | 医药卫生方针政策与法律法规研究 | 266 |
| 7 | 生物医学工程 | 278 | 生物医学工程 | 397 | 药学 | 370 | 金属学及金属工艺 | 569 | 中医学 | 530 | 医药卫生方针政策与法律法规研究 | 485 | 生物医学工程 | 244 |
| 8 | 畜牧与动物医学 | 248 | 金属学及金属工艺 | 318 | 中医学 | 368 | 动力工程 | 525 | 医药卫生方针政策与法律法规研究 | 506 | 工业通用技术及设备 | 454 | 工业通用技术及设备 | 157 |

| 序号 | 2017年 | | 2018年 | | 2019年 | | 2020年 | | 2021年 | | 2022年 | | 2023年 | |
|---|---|---|---|---|---|---|---|---|---|---|---|---|---|---|
| | 学科 | 频次 | 学科 | 频次 | 学科 | 频次 | 学科 | 频次 | 学科 | 频次 | 学科 | 频次 | 学科 | 频次 |
| 9 | 动力工程 | 245 | 动力工程 | 313 | 动力工程 | 347 | 中医学 | 474 | 金属学及金属工艺 | 413 | 金属学及金属工艺 | 332 | 计算机软件及计算机应用 | 141 |
| 10 | 金属学及金属工艺 | 172 | 医药卫生方针政策与法律法规研究 | 190 | 金属学及金属工艺 | 331 | 医药卫生方针政策与法律法规研究 | 464 | 动力工程 | 401 | 中医学 | 318 | 金属学及金属工艺 | 140 |

# 四　健康中国战略实施前后中医药产业标准制定情况分析

## （一）数据与方法

通过全国标准信息公共服务平台检索中医、中药领域的标准，在高级检索中设定中文标准名称包含"中医"或"中药"或"针灸"或"推拿"，检索类别分别选择国家标准、行业标准、地方标准，检索日期为2024年1月10日，标准发布数量情况详见表8。

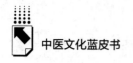

表8 中医、中药材领域标准发布书数量

单位：项

| 领域 | 标准类型 | 2017年之前 | 2017年 | 2018年 | 2019年 | 2020年 | 2021年 | 2022年 | 2023年 | 合计 |
|------|---------|-----------|--------|--------|--------|--------|--------|--------|--------|------|
| 中医 | 国家标准 | 31 | 0 | 0 | 2 | 0 | 25 | 1 | 13 | 72 |
| | 行业标准 | 11 | 0 | 0 | 0 | 0 | 0 | 0 | 0 | 11 |
| | 地方标准 | 7 | 4 | 3 | 18 | 13 | 14 | 6 | 24 | 89 |
| 中药材 | 国家标准 | 0 | 0 | 2 | 0 | 3 | 1 | 9 | 0 | 15 |
| | 行业标准 | 27 | 3 | 0 | 1 | 0 | 1 | 0 | 0 | 32 |
| | 地方标准 | 166 | 14 | 21 | 14 | 5 | 31 | 24 | 24 | 299 |

备注：中医相关国家标准2017年之前的有7项为废止状态，其他各类标准都为现行状态。

## （二）国家标准发布分析

中医相关国家标准在2017年后共发布41项，特别是2021年后。新发布的标准中有关于中医技术操作规范的标准18个，中医四诊操作规范标准4个，中医临床名词术语的标准9个，中医临床诊疗术语标准3个，健康信息学中医类标准3个，之外就是中医病证分类与代码、中医药学主题词表编制规则、医疗器械生物学评价、风险管理过程中医疗器械材料的化学表征和人类生物样本中医信息基本数据集4个标准。

中药材相关国家标准全部都是2017年后发布，中药材项目运营管理规范类标准5个，其中3个属于精准扶贫类；中药材种子（种苗）标准7个，涉及7种中药材种苗；之外还有中药材种子检验规程、中药材（植物药）新品种评价技术规范、产业帮扶种植类中药材项目运营管理指南3项标准。

## （三）行业标准发布分析

中医相关行业标准 2017 年后未发布新的标准。中药材相关行业标准 2017 年前有 27 项，2017 年后发布 5 项，分别是空气源热泵烘干中药材技术通则、根茎类中药材收获机质量评价技术规范、进境动物源性中药材指定企业检疫技术规范、中药材产地加工技术规范、中药材包装技术规范 5 项标准。

## （四）地方标准发布分析

中医相关地方标准 2017 年前共 7 个，广东 6 个，安徽 1 个；2017 年及以后发布 81 个，发布数量前三的省份是吉林（41 个）、广东（13 个）、安徽（4 个）。吉林省标准主要是针对不同疾病的中医诊疗规范。广东省标准主要是针对中医（中西医结合）临床实践指南制修订通则、中医养生保健服务标准化以及某类疾病的诊断或管理技术规范。安徽省标准主要是医养结合机构中医健康养生服务规范、中医药健康旅游示范基地评定规范、中医治未病科设施配置指南和服务质量控制规范。其他 23 个标准，涉及中医药健康旅游、中医药文化方面的 10 个，中医养生保健、治未病的 5 个。

中药材相关地方标准 2017 年前共 166 个，数量前三的省份是浙江（36 个）、甘肃（31 个）、广西（30 个）。2017 年及以后发布 133 个，数量前五的省份是湖北（29 个）、安徽（25 个）、河北（12 个）、河南（11 个）和甘肃（10 个）。湖北省标准主要是药材的生产技术和种植技术规程，安徽省标准主要是药材的加工技术规程、中药材种子和药材商品等级，河北省标准主要是中药材种子的

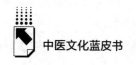

质量标准，河南省标准主要是中药材栽培技术规程，甘肃省标准主要是中药材种苗、中药材烘干和中药材种植设备。

## 五 思考与展望

随着健康中国战略的深入推进，我国中医药产业作为卫生事业的核心组成部分，正面临着千载难逢的发展契机。中医药产业正逐步发挥其独特优势，为国民健康事业作出重要贡献。首先，从发展热点来看，中医药产业在健康中国战略的推动下，呈现多元化、创新化和现代化的发展趋势。传统中医药疗法得到进一步弘扬和传承，以其天然、绿色的优势，在防治疾病方面受到广泛关注。同时，中医药产业与生物科技、信息技术等领域的深度融合，为中医药现代化注入了新活力。此外，中医药在养生保健、健康管理等方面的应用也日益广泛，成为健康中国战略的重要组成部分。其次，从发展趋势来看，中医药产业将在以下几个方面取得突破：一是研发创新，通过加大科技投入，推动中医药在防治重大疾病、慢性病等方面的疗效得到国际认可；二是产业链的完善，实现中医药产业的上游种植、中游生产加工、下游销售和服务的全面发展；三是国际化进程，通过加强对外交流与合作，推动中医药在全球范围内的发展与应用。然而，在发展的道路上，中医药产业也面临着诸多挑战。一是政策法规体系不完善，需要进一步加强立法、完善政策，为中医药产业发展提供有力保障；二是行业标准不一，影响中医药产品的质量和安全；三是人才短缺，尤其是在中医药研发、生产、服务等方面的高素质人才供不应求。因此，完善政策法规、提高行业标准、培养专业人才成为中医药产业发展的重要任务。总之，在健康中国战略的背景下，中医药产业具有巨大的发展潜力和市场空间。只有紧紧抓住发展热点，积极应对挑战，创新推动中医药产业转型升级，才能实现中医药产业的健康、可持续发展，为我国健康事业作出更大贡献。

# B.9
# 辽宁地区中医药康养旅游资源发展态势与策略研究

姜艺佼*

**摘　要：**　经济发展与产业结构调整推动康养旅游需求递增，中医药康养旅游是多产业融合背景下中医药同康养及旅游领域间的一种新型融合模式。国家相关中医药康养旅游的关注度逐年提高，不同地域间的中医药康养发展亦伴随地区资源差异而各有不同。辽宁地区的中医药康养旅游产业发展机遇与挑战并存，本文以国家中医药康养旅游领域政策为大发展背景，从地区政策、自然资源、人文资源、中医药康养旅游融合方式四方面介绍辽宁省中医药康养旅游资源的现今发展态势，发掘该地区中医药康养旅游发展中存在的资源整合度差、模式同质化、认知偏差等五类问题，并针对当前存在的诸多问题，提出细化政策落实、提高资源效率、突出地域特色、提升产品认知度等研究策略与建议。

**关键词：**　康养旅游　中医药　辽宁省

---

* 姜艺佼，辽宁中医药大学实验师，主要研究方向为中医药健康产业、医药管理。

中医药是我国特有的文化资源，由此以中医药健康为主题的中医药康养旅游多于我国国内呈现，而国外同中医药康养旅游相近的旅游模式，多以"医疗旅游""康养旅游""养生旅游""健康旅游""森林康养"等概念呈现。康养旅游起源于国外，早在20世纪30年代墨西哥与美国等国家便兴起该项内容，而后伴随人类需求递增、社会进步同生态资源的深度融合，许多国外学者对"康养旅游"及其相近的"保健旅游""健康旅游""养生旅游"等概念持有不同观点与定义。国内康养旅游发展伴随人们日益增加的对幸福生活的追求而不断递增，同时，经济发展与人们日益增长的物质文化需求亦倒逼康养旅游朝多元化、内涵性、丰富性等多维度延伸。2016年国家发布的《国家康养旅游示范基地》标准中提出"康养旅游"概念的界定，即康养旅游是指通过养颜健体、营养膳食、修身养性、关爱环境等各种手段，使人在身体、心智和精神上都达到自然和谐的优良状态的各种旅游活动的总和。近年来，国家对中医药的传承创新与振兴发展愈加重视，大健康背景下，中医药康养旅游是现今旅游产业中的朝阳产业、新兴发展方向。2017年由世界中医药学会联合会发布的《中医药健康旅游服务要求》中定义中医药健康旅游为：依托于中医药资源，以促进健康为目的，开展健康养生、体验、休闲、观光度假等，兼有传承弘扬中医药文化、体验中医药服务的旅游活动。因此，基于上述内容，本文对"中医药+健康旅游""医疗旅游""养生旅游"等相近概念均归类于中医药康养旅游的相关研究范畴。

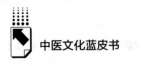

# 一 我国中医药康养旅游政策概况

旅游产业是我国第三产业中的重点产业。早在2009年，国务院发布的《关于加快发展旅游业的意见》中便提出要大力推进产业融合，培育发展医疗健康旅游。自2013年至今，国内中医药康养旅游的专项政策与关联文件主要为15个（见表1），我国中医药康养旅游的政策方针重点内容是伴随时间推移、社会经济发展与需求转变而不断沿革变化，回顾其发展阶段有4个时间节点的内容具有里程碑式的指导意义：2014年2月《关于推进中医药健康旅游发展的合作协议》文件标志着国家已经把中医药健康旅游纳入国家级旅游发展战略中；2016年2月颁布的《中医药发展战略规划纲要（2016—2030年）》开始逐渐对相关中医药健康旅游的标准化体系进行建立与规范；同年7月发布的《关于开展国家中医药健康旅游示范区（基地、项目）创建工作的通知》这一文件开始推进了我国中医药健康旅游示范区、中医药健康旅游示范基地、中医药健康旅游示范项目的建设进程；2021年12月颁布的《推进中医药高质量融入共建"一带一路"发展规划（2021—2025年）》开启国内中医药康养旅游消费者需求"由内至外""内外共建"的发展目标；再至2022年1月，国家卫生健康委发布的《"十四五"卫生健康标准化工作规划》提出针对健康医疗旅游等卫生健康领域新兴业态的服务、产品进行标准研制，进一步从标准化、规范性、需求度等方面支撑与协助中医药康养旅游的合理性与创新性发展。总而观之，中医药康养旅游业态的日新月盛离不开国家政策与导向的发展扶持。

**表1  2013~2022年国内中医药康养旅游关联政策**

| 序号 | 时间 | 颁布单位 | 政策文件 | 重点内容 |
|------|------|----------|----------|----------|
| 1 | 2013年9月 | 国务院 | 《关于促进健康服务业发展的若干意见》 | 支持因地制宜整合优势医疗资源、中医药等特色养生保健资源发展健康服务产业集群，明确今后一个时期发展健康服务业的8项主要任务 |
| 2 | 2014年2月 | 国家旅游局、国家中医药管理局 | 《关于推进中医药健康旅游发展的合作协议》 | 标志着中医药健康旅游发展已进入国家旅游发展战略中 |
| 3 | 2014年8月 | 国务院 | 《关于促进旅游业改革发展的若干意见》 | 面向国内外提升优势医疗资源及提供医疗旅游服务的能力。形成可以发挥中医药优势的中医药健康旅游服务产品 |
| 4 | 2015年4月 | 国务院办公厅 | 《中医药健康服务发展规划（2015-2020年)》 | 培育发展中医药文化和健康旅游产业,结合中医药文化元素开发中医药特色旅游商品、中医药特色旅游路线、中医药旅游结合的养生体验和观赏基地等 |
| 5 | 2015年11月 | 国家旅游局、国家中医药管理局 | 《关于促进中医药健康旅游发展的指导意见》 | 开创中医药健康旅游发展新模式,开发中医药健康旅游产品,构建我国中医药健康旅游体系,打造中医药健康旅游品牌、壮大中医药健康旅游产业 |
| 6 | 2016年2月 | 国务院 | 《中医药发展战略规划纲要（2016-2030年)》 | 推动旅游、中医药健康服务产业间的有机融合,开发具有地域特色的中医药健康旅游产品和线路,发展以中医药文化传播和体验为主题的中医药健康旅游,建立中医药健康旅游标准化体系,推进中医药健康旅游服务标准化和专业化 |

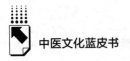

| 序号 | 时间 | 颁布单位 | 政策文件 | 重点内容 |
|---|---|---|---|---|
| 7 | 2016年7月 | 国家旅游局、国家中医药管理局 | 《关于开展国家中医药健康旅游示范区（基地、项目）创建工作的通知》 | 探索中医药健康旅游发展的新理念和新模式。并在3年左右时间内，建立国家级别的中医药健康旅游示范区10个、中医药健康旅游示范基地100个、中医药健康旅游示范项目1000个 |
| 8 | 2017年5月 | 国家卫生计生委、国家发展改革委、财政部、国家旅游局、国家中医药局 | 《关于促进健康旅游发展的指导意见》 | 发展丰富健康旅游产品，提升健康旅游服务品质。鼓励开发以提供中医医疗服务为主要内容的中医药健康旅游主题线路和特色产品，如中医药观光旅游、文化体验旅游、特色医疗旅游、疗养康复旅游等，推进中医药健康旅游产品和项目的特色化、品牌化 |
| 9 | 2017年9月 | 国家旅游局、国家中医药管理局 | 《关于公布首批国家中医药健康旅游示范区创建单位的通知》 | 拟确定国家中医药健康旅游示范区创建单位15家 |
| 10 | 2018年3月 | 国家旅游局、国家中医药管理局 | 《关于国家中医药健康旅游示范基地创建单位名单公示》 | 确定第一批国家中医药健康旅游示范基地创建单位73家 |
| 11 | 2019年10月 | 中共中央、国务院 | 《关于促进中医药传承创新发展的意见》 | 健全中医药服务体系，引导商业保险机构投资中医药服务产业，规划建设一批国家中医药综合改革示范区，鼓励在服务模式、产业发展等方面先行先试 |

续表

| 序号 | 时间 | 颁布单位 | 政策文件 | 重点内容 |
|---|---|---|---|---|
| 12 | 2021 年 12 月 | 国务院 | 《"十四五"旅游业发展规划》 | 加强旅游同卫生健康、中医药等领域的多产业协同发展,加快推进旅游与健康、养老、中医药结合,打造一批国家中医药健康旅游示范区和示范基地,创新旅游产品体系 |
| 13 | 2021 年 12 月 | 国家中医药管理局、推进"一带一路"建设工作领导小组办公室 | 《推进中医药高质量融入共建"一带一路"发展规划(2021—2025 年)》 | 加快中医药服务与旅游、森林康养等产业的融合发展,吸引境内外消费者带动国内健康服务业发展,加强对中医药康养森林基地和中医药特色小镇的指导。加大如海南等地域的中医药服务与旅游、养老产业的深度融合力度,吸引共建"一带一路"国家消费者 |
| 14 | 2022 年 1 月 | 国家卫生健康委 | 《"十四五"卫生健康标准化工作规划》 | 满足互联网健康服务、健身休闲、健康管理、智慧健康产品及服务、健康医疗旅游等新兴业态对标准的需求,针对行业领域新技术、新产品、新服务及时跟进标准的研制。以标准化支撑卫生健康事业创新发展 |
| 15 | 2022 年 3 月 | 国务院办公厅 | 《"十四五"中医药发展规划》 | 鼓励开发参与度高、体验性强且结合地区中医药资源特色的中医药健康旅游线路和旅游产品,完善中医药健康旅游相关标准体系,鼓励引导社会力量通过各种方式发展中医药文化产业,促进中医药与旅游、餐饮等产业融合发展 |

资料来源:作者依据历年国家政策文件统计梳理得到。

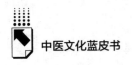

## 二 辽宁地区中医药康养旅游资源发展现状

### （一）省内政策文件颁布情况

辽宁省属于我国东北三省之一，早在 2016 年中共中央、国务院发布的《关于全面振兴东北地区等老工业基地的若干意见》便指出要依托地区的自然、人文资源加快地区的旅游、健康、养老等系列产业发展。2019 年在中央财经委员会第五次会议上，习近平总书记在讲话时指出，东北地区全面振兴要培育健康养老、旅游休闲、文化娱乐等新增长点。辽宁地区中医药康养旅游的政策与指导意见是在积极响应国家颁布的相关该领域政策文件前提下，结合地区发展实情，因地制宜制定而成。如 2016 年由辽宁省卫生计生委与辽宁省旅游局发布的《关于开展中医药健康旅游示范单位建设工作的通知》中提出"辽宁省 2016 年培养 10~20 家中医药健康旅游示范单位、到 2020 年建设 100 家以上中医药健康旅游示范单位，形成覆盖全省的中医药健康旅游服务体系"这一目标便是在响应同年 7 月国家发布的《关于开展国家中医药健康旅游示范区（基地、项目）创建工作的通知》。围绕上述建设需求，近年来，辽宁省先后发布多次相关命名、评定中医药健康旅游示范单位、中医药健康养老服务示范单位的通知，自 2017 年至今，辽宁省总计评审命名 45 家省内中医药健康养老服务示范单位和 60 家中医药健康旅游示范单位。

除上述内容外，辽宁省内发布的相关中医药康养旅游政策法规以如下四类为主要发展导向（见表2），不难发现其内容均为结合省内地域、自然、人文等资源情况，细化落实的具体中医药康养旅游发展方式，并以促进医疗与旅游结合、丰富中医药健康旅游项目、建设省内中医药健康旅游先导区、培育地域特色中医药旅游业态为建设要点。

**表2　2016~2023年辽宁省中医药康养旅游关联政策概览**

| 序号 | 时间 | 颁布单位 | 政策文件 | 重点内容 |
|---|---|---|---|---|
| 1 | 2016年12月 | 中共辽宁省委、辽宁省人民政府 | 《"健康辽宁2030"行动纲要》 | 大力发展中医药健康旅游，争创国家健康医疗旅游示范基地。积极发展入境中医健康旅游，打造具有国际竞争力的健康医疗旅游目的地，建设鞍山汤岗子疗养院等一批中医药养生保健旅游基地。积极促进健康与养老、旅游等产业融合的健康服务新业态 |
| 2 | 2021年9月 | 辽宁省文化和旅游厅 | 《辽宁省"十四五"旅游业发展规划》 | 推动医疗机构、疗养机构、药品生产企业、中药材种植企业等同景区、度假区融合。发展多元康养产业与健康旅游，培养海滨康养、森林康养、温泉康养、乡村康养等旅居方式，培育高品质海水康疗、温泉理疗、森林疗养、中医药养生等康养旅居业态 |
| 3 | 2021年9月 | 中共辽宁省委、辽宁省人民政府 | 《关于大力促进中医药传承创新发展 建设中医药强省的实施意见》 | 发展中医药健康服务。鼓励中医药同养老、文化、养生旅游融合发展，培育一批中医药特色医养结合、健康旅游试点单位以及3~5个中医药健康旅游先导区 |

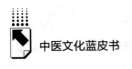

| 序号 | 时间 | 颁布单位 | 政策文件 | 重点内容 |
|---|---|---|---|---|
| 4 | 2023 年 3 月 | 辽宁省中医药工作领导小组（辽宁省卫生健康委员会代章） | 《辽宁省"十四五"中医药发展规划》 | 开发度假养生、食疗养生等多种形式的中医药健康旅游项目。支持清原、桓仁等地创建中医药健康产业先导区。创建 10 个中医药特色医养结合示范基地，创建 15 个中医药健康旅游示范基地，培育 3~5 个中医药健康旅游先导区 |

资料来源：作者依据历年辽宁省政策文件统计梳理得到。

## （二）辽宁省内中医药康养旅游资源分布特点

### 1. 自然与地理环境

辽宁省位于东北地区的南部，是我国东北唯一的沿海省份，"六山一水三分田"拥有丘陵平原、海洋湖泊。省内日照丰富，四季分明，冬长夏暖，属于温带大陆性季风气候，"雨量不均，东湿西干"的气候特点与各地区间的降水差异造就其成为多类中药材生长的重要地区，更是野生中药材资源的天然汇聚地与东北著名道地药材产出地。近年来，辽宁省内开展多次中医药资源普查，现有中药材种植面积 153 万亩，中药药用植物 1390 种。人参、鹿茸、辽五味、辽细辛、龙胆草、蛤蟆油均为辽宁地区的道地药材，又称"辽药六宝"，其中，辽宁为我国人参的第三大主产区，其主要栽培地为省内的宽甸、桓仁、新宾、清原等市县，据辽宁省统计局数据，近年来，辽宁地区的人参产量逐年递增，2018 年的产量是 2017 年的 3 倍有余，2021 年全年该地区的人参总产量为 4515 吨。省内获得国家地理标志的中药材有 7 种，分别为龙胆草、辽细辛、辽五味、刺五加、石柱参、梅花鹿、蛤蟆油，同样，依托于地区的沿海资源，辽宁亦是海藻、昆布、牡蛎、海马等海洋类中药的主产区。现今，辽宁省内被评为国家中医药健康旅游示范基地的单位有 2 家，分别是辽宁省大连市普兰店区博元聚中医药产业基地与辽宁省天桥沟森林公园。

### 2. 人文发展资源

辽宁地区是我国近代开埠最早的省份之一，辽宁地区拥有中医药及民族医药的悠久历史与传统，截至 2023 年，辽宁省共有 4 位中医入选国医大师，分别是李玉奇、周学文、王烈、张静生。在民族医药方面，辽宁地区的蒙医蒙药、满医满药历史发展较为深厚，省内少数民族的蒙古族和满族人口占比较高，辽宁省为我国蒙医蒙药的发祥地，拥有国内第一所蒙医学校与第一家"四位一体"蒙医研究所，并在不断的发展中形成以古纳巴陀罗、赵宝山等为代表的传统学派，以邢布利德为代表的经验学派，以温布、丹增尼玛为代表的快速疗法派等多种派别与治疗理念①。现今位于省内阜新市的辽宁省蒙医医院是全国重点民族医院之一，更是辽宁省唯一一家集医疗、科研、教学、制药、康复、预防保健、旅游文化"七位一体"的三级甲等民族医院。复方木鸡颗粒、加味八珍益母膏、仙灵脾颗粒等是辽宁省满药的代表性成药，满药特有的"木鸡汤制作工艺"亦被收入省级非物质文化遗产传承名录中。除此之外，诸如"辽宁彭氏眼针学术流派""华山正骨流派"等中医学术流

---

① 赵鸿君、张存悌主编《话说国医·辽宁卷》，河南科学技术出版社，2017，第 156~158 页。

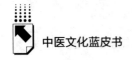
派，"海城苏氏正骨""巩氏中医经脉疏通疗法""周氏截根技艺"等不同市、区级别的非物质文化遗产项目以及生产药品品类丰富的多种制药企业是辽宁地区开展中医药康养旅游得天独厚的资源优势与人文积淀。

**3.地区中医药康养旅游发展方式**

我国中医药康养旅游是伴随人民日益增长的多层次多样化的健康服务需求与构建中医药同康养、旅游等产业有机融合的新模式体系而不断探索发展的。结合地区自然资源、地理位置及中医药人文发展情况，现今，辽宁地区中医药康养旅游的发展业态可大致归为四类：文化资源类中医药康养旅游、自然资源类中医药康养旅游、产品服务类中医药康养旅游以及综合发展类中医药康养旅游。

（1）文化资源类中医药康养旅游，主要是依托中医药相关文化内容与内涵，突出康养旅游中的中医药文化氛围，在放松与休闲观光中身临其境感受中医药、民族医药文化的魅力。在辽宁省已经公布的省内中医药康养旅游示范单位中，诸如辽宁中医药大学博物馆、葫芦岛古镇景区、华俄高新科技（大连）有限公司（大连中医药博物馆）、阜蒙县蒙医医院博物馆等均以中医药、民族医药文化及文化古迹为显著突出特色。

（2）自然资源类中医药康养旅游，以中医药同优良的生态、自然资源相融合为突出优势，结合辽宁地区的自然与地理资源特色，以中医药温泉康养、中医药森林康养、中医药体验康养为主。温泉康养如鞍山市的汤岗子温泉旅游度假区、沈阳市的格林天沐温泉度假村等，省内的中医药森林康养通常伴有中医药体验康养的项目，如抚顺市的和睦国家森林公园、丹东市凤城大梨树生态农业观光旅游区等，将森林旅游同中医药观赏采摘、中医药种植体验交叉融合。

（3）产品服务类中医药康养旅游，以提供中医药康养服务、中医药相关系列产品为显著特色，如大连神谷中医医院、辽宁中医药大学附属医院等以理疗养生体验、养生保健、中医药药膳、中医药康复治疗体验等康养服务类体验为主要内容，让体验者在旅游中感受与中医药相关的产品服务。

（4）综合发展类中医药康养旅游，即同时含有上述三类康养旅游方式中的至少两种，这类中医药康养旅游方式具有规模大、种类多、产业融合方式丰富的特点。比如获得第一批国家中医药健康旅游示范基地单位的辽宁天桥沟森林公园综合了人参采挖体验游、体验药膳和保健产品等多类项目，突出中医药康养旅游中的创新产业融合内容。抚顺清原满族自治县为获得首批辽宁省中医药康养旅游示范的30家单位之一，该地道地中药材产量丰富、生态与自然景观较好，具有明显的中医药资源优势，因此其中医药康养旅游包括中医药生态观光、中药材农业旅游景观带参观、中医药文化体验、中医药会展节庆旅游等内容，涉及一产至三产的多产业链协同发展，是辽宁地区中医药康养旅游中较丰富的发展模式范例。

## 三　辽宁地区中医药康养旅游发展存在的问题探析

### （一）前期发展迅猛，后力支撑不足

近十年，国家相关中医药康养旅游政策与方针接踵而至，辽宁地区对中医药康养旅游的关注度与重视程度亦在加强加深，然其相

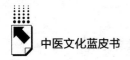
关政策文件多止步于宏观设计阶段，缺乏较为务实的推进。且以省内分批次评选的多家中医药健康旅游示范单位与中医药健康养老服务示范单位为例，在规划与相关实施意见颁布初期与评选过程中，其各类中医药康养旅游关联项目的提供种类丰富，热度与关注程度较高，然经调研发现，许多已成功评选后的单位在热度过后逐渐减少甚至缺失相关中医药康养领域的产业内容，即项目实际发展同文字规划存在一定程度差距。该种情况出现一方面同近年来的经济发展状况、外在不可控因素制约相关，另一方面由于缺少相关职能部门的后续管理规划与政策措施发布，由此省内的中医药康养旅游发展呈现为前期动力足，后续的关联服务内容、发展模式阻滞，整体缺乏长远驱动力。

## （二）医药关联内容少，中医药主题不突出

相较于康养旅游、文化旅游、生态旅游、森林康养旅游等多类别旅游模式，中医药康养旅游较突出特点在于同中医药、民族医药存在关联性。而省内的部分中医药康养旅游单位其提供服务项目缺乏中医药主题内容，诸如一些"中医药+"温泉、森林、乡村田园的多产业交融旅游模式，仅将"中医药"作为发展融合的说辞或媒介，在实施过程中展现中医药文化、体现中医药特色、融合中医药内容的方式贫瘠。现今省内中医药康养旅游业态发展仍处于初期阶段，发展时间浅，基础薄弱，兼具"医药""康养""旅游"要素的综合性项目内容少，无法有效地展现或凸显中医药、民族医药中心的特色旅游发展产品，即尚未形成聚焦中医药主题的中医药康养旅游模式，消费者吸引力与中医药整合能力较弱。

## （三）整体发展碎片化，产业集群支持薄弱

国家统计局发布的《中华人民共和国 2022 年国民经济和社会发展统计公报》显示，2022 年全国居民人均消费支出中食品烟酒、居住、交通通信、教育文化娱乐及医疗保健这几类稳居前五。国家统计局第七次全国人口普查数据及辽宁省统计局数据显示，辽宁省 65 岁以上人口占比 17.42%，排名全国 31 个省份统计值的第一位，辽宁省人口老龄化情况十分严重，辽宁地区城乡养老服务机构数量与医疗保健消费需求日益增加。综合可见，辽宁省的康养需求量大，旅游资源含量丰富，相关中医药类的文化氛围及关联产业基础不薄，然而各产业散落分支发展较多，缺乏综合多产业聚集的群落融合规模，无法形成围绕中医药、康养、旅游三者融合的产业聚集模式，即产业集群化程度不高。

中医药康养旅游可覆盖一产至三产的多类内容，在中医药项目提供方面，辽宁地区的中药材种植体验、康养类服务及相关文化产品供给多数处在初期或尚未起步阶段，有需求无供给，市场缺口大，呈现为各旅游资源零散分布与发展，中医药产业集群与支撑力度匮乏。导致该现象的因素有两方面，其一，辽宁地区的产业结构中重工业占比较高，许多已经形成规模的产业群落多与该领域相关，中医药康养同旅游产业的融合模式并非主体优势产业；其二，省内相关中医药康养旅游模式的典型范例寥寥无几，在规划与实施过程中无法切实明确中医药、康养、旅游产业间的融合程度，可借鉴内容少、起步时间短、发展新兴产业前景不清晰等均是该领域发展的阻碍因素。

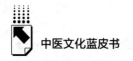

## （四）发展同质化严重，缺乏差异类产品

辽宁省属于我国东北三省之一，整体程度来看，辽宁地区现今拥有的中医药康养旅游发展内容同吉林、黑龙江两省的供给相差无几，尚未形成具有地域特色的中医药康养旅游模式或地域品牌。该种情形不仅是辽宁地区的问题，亦是国内该领域发展的共性问题，即中医药同其他产业融合模式较单一且多浮于表层，提供的服务项目与供给产品存在照搬复制发展情况。此外，由于地理位置、经济发展等差异性因素，辽宁省内各地区中医药康养旅游资源分布不均且各有千秋，诸如辽宁的本溪、抚顺、铁岭等城市的部分地区属长白山余脉，拥有得天独厚的中药材种植资源及文化背景，丹东、大连、锦州等沿海城市具有丰富的海洋药物资源，却并未充分利用与开发上述中医药资源同康养旅游间的多元融合。长此以往，相关中医药康养旅游创新模式与服务产品缺失，而同质化严重的产品与服务无法经历完整的全生命周期发展过程，极容易丧失市场中的竞争权最终导致步入夕阳产业范畴。

## （五）认知定位有限，专业人才培养匮乏

受制于发展时间，人们对中医药康养旅游的定义与认知是有限的，首先并不是所有贴近中医药的旅游项目均可以归类为中医药康养旅游，其涉及的领域一方面需要立足于中医药关联事业的发展，另一方面不得脱离旅游与休闲的方式，同时更需要结合康养的模式，因此，省内中医药康养旅游的服务项目存在较大的发展空间。在整体发展模式尚未具备完整形态前提下，该领域专业人才发展建

设自然乏善可陈，在中医药、民族医药人才培养建设方面，多数中医、中药、护理类的大学生更倾向于从事专业领域的工作内容，而非从事中医药康养与旅游融合的新兴产业工作，而相关旅游专业类的学生并不具有中医药、养生保健领域的知识储备与专业能力，因此，缺乏集中医药、康养保健、旅游管理于一体的产业交叉类应用型人才。专业人才缺失制约中医药康养旅游模式的专业化发展，同时，中医药康养旅游各产业间的融合迟缓亦无法大量吸引专业人才的加入，形成恶性循环。

## 四　辽宁地区中医药康养旅游策略发展路径

### （一）细化政策落实，推进后续监管与支撑

首先，加大具有针对性且面向中医药康养旅游领域的专项政策与倾斜力度，加大顶层设计与整体规划的协同与关联性，即政府应该制定与出台包含中医药康养旅游提供项目、服务内容、发展定位、市场准入度等多维度的且面向辽宁地区的该领域标准化管理规章制度与标准体系，从顶端确定好总体思路与发展目标，规划并明确各类工作任务的分解与部门责任承担，宏观发展与精细落实"两手抓"。其次，做好后续的跟进与管理支撑，提高各服务项目申请、流程审批的时效性与便捷性，优化政府的正向引导措施，鼓励挖掘并推进中医药、康养、旅游等不同产业间的创新融合模式，重视已获得相关中医药康养旅游各类资质单位的后续服务供给与发展监管，如定期开展针对中医药健康旅游示范单位的检查与管理，

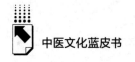

取消关联中医药康养内容少或仅有单一旅游模式单位的获评资质。同时，依据地区经济发展需求，适当出台促进中医药康养旅游发展的金融、土地有利政策。

### （二）因地制宜，整合资源，应势而谋

中医药属于我国极其珍贵的非物质文化遗产，中医药与康养旅游的深度融合既顺应国情与民众对健康服务的发展需求，亦促进多产业交叉融合的转型升级需要。辽宁地区的中医药康养旅游发展需要规避短板、发挥长处，盘活闲置资源，如受制于自然条件因素，相较于其他季节，冬季该地区的中医药康养旅游资源、服务内容及消费者群体都有较大程度的减少，由此可适当改变倾斜方向，加大对中医药养生保健、温泉康养、药膳等方面的旅游服务内容，弱化季节变换带来的体验性制约，拓展中医药康养旅游的生命周期性。辽宁省于2023年2月出台了《辽宁全面振兴新突破三年行动方案（2023—2025年）》，其中提出要加快产业结构调整，大力发展现代服务业，增进民生福祉，以此为契机，依托政策推进，推动中医药、民族医药的旅游融合产业，诸如传播满、蒙民族医药文化，增进中医药种植、观光、药膳、调理的一体游体验，增加中医药文创等供给内容，优化产业支撑布局，扩大可覆盖的相关资源范畴，拓展不同产业汇聚的可行性，夯实中医药康养旅游发展中的资源融合基础。

### （三）突出地域特色，丰富多产业融合路径

辽宁省内不同城市拥有差异化的中医药与民族医药资源及文化

积淀，弱化该领域存在的"有形无魂"现状、打造突出地域特色的中医药康养旅游路线或品牌是推动其稳步发展的一个至关重要方式。其一，可加深具有相同地域资源的整合与运用，如辽宁省的阜新、朝阳喀左等地具有良好的蒙医蒙药文化积淀，丹东、抚顺等地拥有较好的满族医药背景及中药种植资源，大连、锦州、葫芦岛等地拥有优良的沿海药用资源与生态资源，本溪、营口等地拥有得天独厚的中药种植与温泉康养优势等，合并同类资源，放大亮点内容，充分挖掘辽药历史文化资源，尤其是要与满、蒙民族医药文化相结合，打造同地区多领域的中医药康养旅游特色。其二，赋予产业融合新动能，打造康养集群，面向辽宁地区全域，开拓中医药康养旅游精品路线，如以医疗康复咨询、养生保健体验、温泉修复等为中心的康养休闲游，包含中药采摘、中药炮制、二产加工、中医药及民族医药衍生品的产品体验游，以感受中医药与民族医药文化、参观博物馆、体验中医药发展史为主的文化氛围游等，将中医药康养与旅游观光融合，形成特色旅游主题。

## （四）提高中医药康养旅游认知，激活中医药文化生命力

中医药康养旅游是一个可以将中医药文化内涵融入健康产业中并依托旅游及休闲度假方式让人们增强民族文化自信的优良方式。相较于我国的河南、广东等省份，辽宁省的中医药文化素养以及群众认知度还存在较大提升空间，因此应推动中医药文化宣传与引领作用，注重对地域老字号及中医药非遗的保护与宣传，依托信息技术建立以中医药、民族医药为中心的文化传播平台。同时，拓深中医药康养旅游的宣传模式，借助自媒体、微博等信息平台，突出中

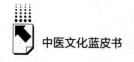

医药或民族医药氛围，加大宣传力度，加深宣传导向，并面向群众定期开展相关医药知识科普、艾灸体验、药膳品尝等免费活动，增强吸引力。通过对中医药、民族文化的宣传与弘扬，增强民众中医药文化自信，以此进一步增强辽宁省中医药群众基础，从而以中医药文化发展带动中医药健康服务需求增强，引领中医药健康产业发展。

### （五）重视人才需求，推动需求层次发展

在人才培养方面，重视专业技术与交叉应用型人才的双重培养，鼓励辽宁省不同地区依据资源缺口需求差异开展不同类别的中医药人才培养模式，加大对康复养生、医药护理等专业技术人才的从业方向培养，加强中医药特色康复能力建设，提升健康管理、康养旅游类专科与本科生的应用能力、优化实习单位培养导向，推动产教融合模式。

增强中医药康养旅游面向不同人群的普适能力，打造针对不同需求人群的多层次中医药康养旅游模式，即依据不同适龄人群提供具有差异性内容的中医药康养旅游模式，诸如面向 30 岁以下人群以营造"中医药+文化"氛围为中心，对 30 ~ 45 岁人群重点凸显"中医药+生态"的休闲旅游方式，对 46 ~ 60 岁人群侧重"中医药+养性"的养生保健体验，对 60 岁以上人群突出与中医药相关的医疗康复主题，开发中医药康养旅游的供给能力，在满足人们不断增长健康服务需求的同时探索具有区域特色的中医药康养旅游发展路径，从而助力地区经济发展。

# 中医药文化传播篇

TCM Culture Communication

**B.10**

# 2022~2023年中医药文化
# 传播内容与策略研究

么向凝 赵 劲 郭 平*

**摘 要:** 本研究基于大数据、人工智能等技术手段,分析2022~
2023年中医药文化传播路径与传播内容,从传播主体、传播内容
及传播方式三个方面总结中医药文化创新传播的新进展新成效,并
结合媒体、行业专家观点,梳理中医药文化传播的困境与问题,为
有关部门、相关单位提供中医药文化传播的实施策略,促进形成中
医药文化广泛传播的良好局面,营造有利于中医药事业发展的良好
氛围。

---

\* 么向凝,人民在线主任舆情分析师,主要研究方向为医药、食品领域舆情;赵
劲,人民在线主任舆情分析师,主要研究方向为医药、食品领域舆情;郭平,人
民在线舆情分析师、人民数据研究员,主要研究方向为大健康领域舆情。

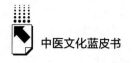
**关键词：** 中医药文化　传播　高质量发展

中医药文化是中华优秀传统文化的重要组成部分，也是中华优秀传统文化在中医药领域的具体体现。中医药文化是中医药传承发展的重要根基。"十四五"以来，中医药文化建设被纳入中华优秀传统文化传承发展工程的总体布局，并在重点项目中新增中医药文化弘扬工程。《"十四五"中医药文化弘扬工程实施方案》明确提出一系列推动中医药文化创造性转化、创新性发展的具体举措，中医药文化传承发展将跃上新台阶、迈出新步伐①。

## 一　传承发展，中医药文化传播跃上发展新台阶

### （一）中医药文化传播环境日渐复杂化、传播内容热点化

随着人工智能、大数据等技术的高速发展，新型媒介形态不断涌现，媒介技术迭代加快，媒介融合趋势日益显著，全媒体传播格局逐渐形成。随之而来的是消息来源和传播途径越来越多样、丰富，这也意味着中医药文化的传播效果存在一定的不确定性和

---

① 国家中医药管理局：《国家中医药管理局就〈"十四五"中医药文化弘扬工程实施方案〉及中医药文化建设工作情况举行发布会》，国家中医药管理局网站，http://www.natcm.gov.cn/bangongshi/gongzuodongtai/2023－04－20/30201.html。

难以预测性。与此同时，舆论场多元思潮交融交锋，以及国内国际舆论场的关联、互动关系转变，也在一定程度上影响着中医药文化的海外传播效果，中医药文化面临着较为复杂的舆论生态与传播环境。

中医药产业热点话题不断、舆论焦点频现，越来越受到社会大众的广泛关注。中医药的传承、创新、发展展现出了新的气象，也迎来了历史性的发展和战略机遇期。

2022~2023年，中医药文化相关话题每月传播热度平均超3万篇次，月度传播峰值超5万篇次。2022年8月相关话题传播热度攀升至最高峰，主要与养生饮料"熬夜水"走热、网络文学中的"中医药"元素受关注等内容相关。2022年2月相关话题升至次高峰，主要是受到中医药刮起"国潮风"、中医药文化在冬奥会上受到海内外运动员欢迎等话题传播热度推动。2023年11月，中医药文化体验馆建设，以及河南、广东、安徽等地采取措施推动中医药文化发展等话题促使传播热度达到第三峰值。此外，2023年3月、4月，我国多举措构建中医药文化弘扬体系、中医药类博物馆发展规划、四川建设国家中医药示范区取得成效，以及"十四五"中医药文化弘扬工程实施方案为中医药产业发展指明方向等内容也助推中医药文化传播（见图1）。

2022~2023年，中央及地方新闻媒体、网络门户及资讯网站等传统媒体在话题传播渠道中占比近四成。63%的中医药文化相关话题经由新媒体渠道传播。今日头条、微博、微信、小红书、抖音、快手、哔哩哔哩等新媒体平台成为中医药文化信息传播的首要途径（见图2）。

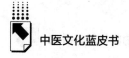
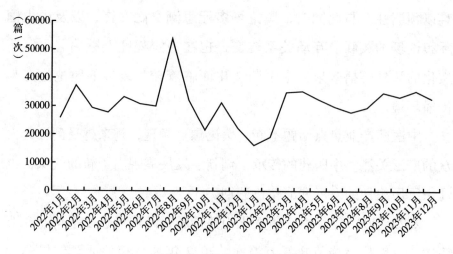

**图1　中医药文化话题传播热度走势**

资料来源：人民众云。

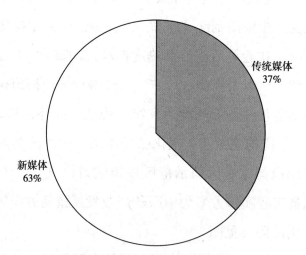

**图2　中医药文化话题传播渠道分布**

资料来源：人民众云。

对比发现，新媒体渠道2022～2023年每月信息量均超过传统媒体渠道信息量。新媒体渠道出现2次明显的传播峰值，分别出现在2022年2月及2022年8月，其余月份整体热度呈现较为平稳的态势。传统媒体渠道走势在2023年呈现整体上升的态势（见图3）。

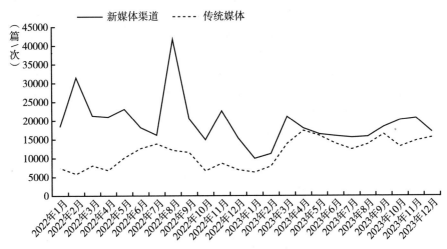

**图3　中医药文化话题传播不同渠道热度走势**

资料来源：人民众云。

## （二）中医药文化传播不断涌现新主体、新内容、新形式

梳理中医药领域互联网热点话题发现，2022~2023年中医药文化传播热点话题主要集中在文艺创作、健康科普、商品服务、医疗服务等方面（见表1）。

**表1　2022~2023年中医药文化传播热点话题**

| 序号 | 话题 | 热度 |
| --- | --- | --- |
| 1 | 浙江省中医院酸梅汤卖断货 | 72.28 |
| 2 | 中医院推出养生中药奶茶 | 71.52 |
| 3 | 我国已有中医药类博物馆83家 | 70.60 |
| 4 | 多地医疗机构推出中医"夜市门诊" | 66.38 |
| 5 | 在亚运会沉浸式体验中医药文化 | 66.18 |

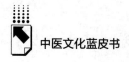

续表

| 序号 | 话题 | 热度 |
|---|---|---|
| 6 | 中外友人在冬奥会争相体验中医药文化 | 63.62 |
| 7 | 女生将55味中药做成标本送闺蜜 | 62.95 |
| 8 | 多地打造中医药文化主题旅游街区 | 60.56 |
| 9 | 中医元素成为网络文学"座上宾" | 59.94 |
| 10 | 传统中药丸原来是搓出来的 | 59.33 |
| 11 | 成都枣子巷以中医药文化特色吸引游客 | 58.85 |
| 12 | 医圣张仲景到底有多牛 | 57.82 |
| 13 | 养生饮料"熬夜水"走热 | 57.26 |
| 14 | 老字号白塔寺药店推出中医药文创产品 | 55.25 |
| 15 | 中医馆餐厅走红,年轻人热衷中医养生 | 54.80 |
| 16 | 陕西发布中医药品牌"长安医学""秦药" | 53.76 |
| 17 | "Z世代"热衷中医理疗推拿针灸 | 53.74 |
| 18 | 中式草本饮料成秋季养生新潮流 | 52.00 |
| 19 | 网民给连花清瘟"纠错" | 50.77 |
| 20 | 老牌中药企业推出中药咖啡 | 50.48 |
| 21 | 影视剧联动非遗成热门 | 47.33 |
| 22 | 八段锦成为时髦网红健身运动 | 46.01 |
| 23 | 中医药动漫形象"灸童"亮相 | 44.53 |
| 24 | 推拿科夜门诊挤满年轻人 | 44.50 |
| 25 | 安徽"90后"小伙辞职卖花茶日销数千单 | 42.26 |
| 26 | 济南刮起"养生"风 筹划启动药膳餐厅 | 42.19 |
| 27 | "中药探宝"科普岭南院内制剂 | 41.05 |
| 28 | 洛阳专家穿汉服在街头接诊 | 40.08 |
| 29 | 中医药行业企业研发中药零食 | 39.52 |
| 30 | 江西中药香囊香飘海外助抗疫 | 36.68 |

资料来源:人民众云。

多地政府部门、医疗机构、行业企业采取多种举措,丰富中医药文化产品供给,使多个中医药文化品牌获得了较高的传播热度(见图4)。

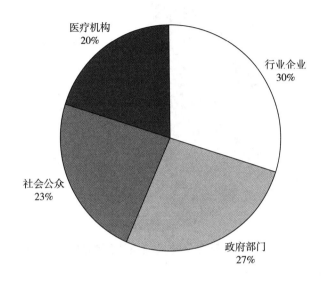

**图4 中医药文化传播热点话题主体**

资料来源：人民众云。

主流媒体主动策划多个传播议题，充分展现了中医药文化的积极形象，在社交平台中，部分热点话题也吸引网民积极参与讨论，互动活跃度有所提升。

2022~2023年中医药文化传播热点话题所涉及的领域中，艺术创作领域热度稍高，中医药影视、文创等多个文艺作品有力促进了中医药文化的传播（见图5）。健康科普、商品消费也有一定热度，其中浙江省中医院酸梅汤卖断货、中医院推出养生中药奶茶、我国已有中医药类博物馆83家等话题热度位居前列（见表1）。

**1. 中医药文化传播主体多元**

（1）主流媒体、机构策划选题引领中医药文化传播。有关部门、医疗机构积极策划中医药养生保健知识、医学人文故事、中医

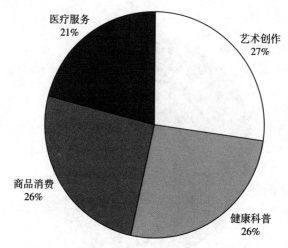

图5 中医药文化传播热点话题领域占比

资料来源：人民众云。

药义诊活动等中医药主题的宣传议题吸引大众关注，如陕西、江西、山东、河南等地中医"夜市门诊"、地方中医药品牌发布等。相关话题经主流媒体积极传播，中医药文化亮点得以充分彰显。主流媒体与有关部门、医疗机构形成合力，发挥传播内容具备公信力的优势，引领了中医药文化大众传播。

（2）行业企业在中医药文化传播中发挥重要作用，传承了中华文明的历史担当，肩负着新时代新的文化使命。药企一是通过多样化的公益活动，讲好中医药故事、展示中医药文化魅力，引导人们更深入地认识和了解中医药的独特价值和贡献。二是通过开发"中药咖啡"、推广"中医药文创商品"等手段，拓宽中医药文化的应用实践，增强中医药文化吸引力。三是在品牌营销、产品推广等传播话题中，药企结合互联网传播优势，利用新技术、新方法，打造出更适应新时代特色和公众需求的内容，打破公众对中医药行业的刻板印象。

（3）高校学生、医务工作者、娱乐明星、网红主播等群体在中医药文化传播过程中也发挥着积极作用，尤其是随着互联网发展而成长起来的以"Z世代"为代表的青年网民群体，有着更加开放、更加自信的心态，更善于且愿意利用网络媒介分享中医药养生方式、中医药影视作品、中医药文创产品，他们积极参与中医药文化传播，也满足公众对个性化内容的需求。

**2.中医药文化传播内容丰富**

（1）中医药相关话题内容更贴近实际、贴近生活、贴近群众。中医"夜市门诊"、养生饮料"熬夜水"等富有"烟火气"的中医药文化热点话题广泛传播，显示出中医药已融入公众生产生活，公众对中医药的认可度、信任度不断攀升。这些扎根生活、扎根现实的话题内容，将会持续不断地产生传播、创新活力，成为中医药文化传播的肥沃"土壤"、灵感来源。

（2）中医药相关内容引起舆论情感共鸣。当下，快节奏的学习工作和生活压力影响着打工人的身心健康，不少人将目光投向养生事业。"新中式养生"融合了传统中医药文化和现代打工人的生活需求，风潮强势崛起是大众文化价值达成共识、形成情感共鸣的有力体现。

**3.中医药文化传播方式多样**

（1）综观2022～2023年中医药相关传播话题，多以新闻通稿形式呈现，基本涵盖行业政策、行业会议、医疗机构动态、产品信息、重要活动、行业趋势等内容。新闻通稿作为中医药文化传播的重要手段之一，已经成为保障中医药文化话题内容质量的重要基

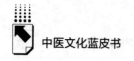
础，有利于公众正确、理性地看待中医药文化。

（2）在新媒体平台传播的中医药文化话题，多以文字、图片和短视频形式展现。这类信息篇幅较短、文风平实、传播快速，符合当下公众的信息接收习惯，更易于传播。其中，短视频传播具有更强的冲击力和话题性，能够快速将核心信息直观地表达出来，迅速吸引大众的注意力，获得高效传播力。另外，一些新媒体平台通过算法实现了中医药文化话题内容有效聚合、精准分发，提升了中医药文化的传播热度。

（3）在社交平台，网民通过点赞、评论、转发等互动方式参与到中医药文化传播中，成为传播链条中的重要一环。网民从以往单一的信息接收者身份，转变成信息的接收者和发布者，也有助于提升中医药文化话题传播的持续性。

## 二 攻坚突围，中医药文化传播力仍有提升空间

### （一）中医药文化传播内容质量参差不齐，还未实现有效传播

中医药有着明显的地域性、民族性和人文特点，创新传播内容需要打造差异化。然而，当前中医药传播内容质量参差不齐、同质化问题严重。同时，中医药理论主要来源于古代经典文献，其文义复杂，内容艰涩，导致中医药相关话题在传播过程中易受到认知门槛和非专业噪声的干扰，让公众对中医药知识了解不够全面。

另外，部分影视剧、短视频内容叙述逻辑不清晰，未能突出中

医系统的思维观，甚至出现大量错误信息，对群众造成误导；部分专家对传播内容把关不严，在利益驱动下误导群众，进一步损害了中医药的舆论形象；个别媒体、平台为了博眼球、赚流量，更倾向于关注有争议的负面信息，而较少展示中医药的科学性和有效性，在某种程度上削弱了媒体的权威性和公信力……这些都对中医药文化系统化、高质量传播造成了一定阻碍。

### （二）中医药文化传播形式不够丰富，传播持续性与效果不佳

由于生活背景、受教育程度、爱好、收入、阅读习惯的不同，公众对传播媒介的需求也不尽相同。在传统媒体时代，信息传播渠道相对单一，公众往往是被动接受媒体报道的内容。在分众化、差异化的全媒体时代，基于算法的个性化内容推送已成为互联网信息内容分发的主要形式之一。当前平台通过算法推荐赋予用户信息定制功能、满足用户对信息多样化需求的同时，算法操纵舆论、制造"信息茧房"、滥用数据等乱象凸显。这也导致中医药准确有效信息难以精准触达用户。

另外，当前中医药文化底蕴挖掘、整理还不够充分，创新力不足，主题不鲜明等问题也导致中医药正面宣传话题热度不高，传播周期不长，网民互动性较弱，未能取得更好的传播效果。

### （三）市场乱象损害中医药形象，中医药沦为收割流量的工具

随着经济的发展和市场的开放，在给中医药行业带来机遇的同

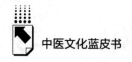

时，一些不规范的行为严重损害了中医药的社会形象，使得部分群众对中医药产生了误解和质疑。

在市场利益的驱动下，中医药成为一些不法分子违法违规收割"流量"的工具。部分自媒体编造传播中医药虚假信息，企图"蹭热点""造热点"收割流量，以此裹挟舆论、误导公众，甚至挑动中西医对立情绪。

在中医药行业快速发展的同时，中药饮片抽检不合格、涉事企业被罚有关报道屡见报端。中药材质量不一、中药饮片加工炮制环节质量参差不齐、质量监管标准尚未统一、专业人才缺乏和药库管理失误等问题也影响中医药行业的声誉和口碑。

直播行医卖药乱象频出，例如一些养生类账号把标有"初级农产品"的药材夸大为包治百病的"神药"；身着白大褂的老人，配合着主播在一旁称药、打包，违反国家规定暗中或违法"行医"；将医疗词汇拆分重组成新型营销话术，以躲避违禁词审查……这些不仅给直播行业高发展带来隐忧，也给公众健康埋下隐患，造成大众对中医药的不良观感。

### （四）负面舆情多发，加剧公众对中医药文化的不良刻板印象

2022~2023 年，中医药领域出现了不少负面舆情，也反映出有关部门、相关单位在舆情处置中存在素养不高、能力不足的问题。一些处理不当事件也折射出医疗机构在提供医疗服务、精细化管理过程中，仍存在短板和漏洞，这类舆情事件的传播也严重影响着中医药行业形象。

2023年医疗领域掀起反腐风暴引发社会广泛关注。医疗腐败不仅会严重危害患者利益，加剧医患矛盾，还会损害医院和医生的形象，侵蚀社会大众对中医医疗体系的信任，造成不良社会影响。

## （五）中医药文化传播高素质人才储备不足，复合型人才匮乏

人才是中医药文化创新传播的重要力量。中医药文化创新传播需要充分了解中医药文化知识，牢牢把握新闻传播规律，拥有互联网思维，并能熟练掌握制作、推广内容等技能的复合型人才。然而在中医药文化传播领域高素质人才储备不足，复合型人才匮乏。另外，我国中医药翻译人才严重不足，不仅缺少专门的翻译职业培训，也缺乏相关的政策支持。

发挥智库作用，专家建言献策中医药文化高质量传播也至关重要。不论是深入挖掘和传承中医药精华精髓创作高质量内容，还是回应社会关切热点问题，都需要中医药行业、媒体、舆情、法律乃至与中医药已有密切结合的文旅、食品等领域的专家学者、高校智库共同参与，然而中医药文化传播领域专家未形成联动机制，也未能有效形成"一张网"。

当下，促使中医药文化创新传播提质增效，急需专业性人才与复合型人才形成优势互补，将中医药文化的传承事业同中医药文化传播行动相结合，激活传播主体在中医药文化创新传播话题领域的创作活力，为公众提供更多中医药文化创新传播精品。

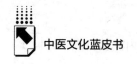

## 三 守正创新，构建线上线下中医药文化传播"圈"

### （一）提升中医药服务能力，维护良好社会形象

中医药服务能力是中医药文化传播的内核，随着人民群众生活水平的提高，高质量中医药服务需求也随之增加，提高中医药质量成为行业迫切需求。有关部门、相关单位要以学习贯彻习近平文化思想为引领，高度重视中医药文化传承与创新发展工作，统筹中医药服务资源，使之贯穿到医院建设、医疗、服务、管理的各个环节，让患者享受中医药的优质服务，满足人民群众就医、保健需求。

把握新形势下中医药文化宣传的特点和规律，依托中央、地方、行业媒体，利用重要时间节点、借势社会热点，重点对国家中医药政策、领导人讲话、相关会议精神、中医医疗、预防保健、特色康复、人才培养、适宜技术推广、中医特色活动等中医药服务核心内容展开宣传，不断推出反映中医药风貌的深入报道，通过高质量内容有效传播，让公众对中医药形象形成良好认知，从而增加中医药服务的社会影响力和认同感。

面对负面舆情，有关部门、相关单位应坚持统筹协调，建立健全舆情应对工作机制，按照舆情处置和事件处理相结合的要求，准确把握社会舆论动向，做好医疗质量、医疗服务、行风问题等热点舆情回应，维护中医药整体形象。

## （二）深入挖掘中医药文化精华精髓和时代价值

弘扬中医药文化，需要进一步深入挖掘中医药文化的精华精髓。一方面，推进中医药与文旅融合。打造线上线下的中医药博物馆，通过药用植物360度全息展示、模拟自然环境中草药VR体验、推出新中式美学的中医药文化创意产品，吸引广大游客线下"打卡"，展现历史风貌的同时，也能释放中医药现代活力与生命力。2023年冬季，哈尔滨旅游爆火也为各地进一步开发"中医药+"文旅项目提供了新思路，各地可依托丰富的中医药资源、风土人情、当地民族特色，大力发展"中医药+"文旅产业，如山东擦亮"儒医文化、扁鹊故里、针砭发源地"名片，安徽大力发展中医康养游。

另一方面，推进中医药与红色教育融合。用好本土红色资源，打造地域特色，用生动故事，讲述在革命战争时期，如何依靠中医药救治伤员，为革命事业作出贡献，展示中国共产党人对中医中药、中医药学及发展中医药事业的探索。

## （三）讲好中医药文化故事，加强海外合作交流

当前中医药已传播到世界196个国家和地区，中医药走向世界进展显著，国际认可度与影响力逐渐提升。随着中医药融入更多共建"一带一路"国家主流医学体系，中医药已成为建设人类命运共同体的重要载体。但中医药在国际化进程中，仍需要在文化差异、角色定位、市场准入、法律保护等方面寻求突破。在持续深化拓展中医药对外交流合作过程中，要采用融通中外的概念、范畴、

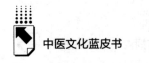
表述，推进中国故事和中国声音的全球化表达，进而推动国际文化和传统中医药文化融合发展。

充分利用北京冬奥会、成都大运会等大型国际赛事，比赛期间提供中医药服务，不仅能吸引众多外国运动员体验中医推拿、针灸和拔罐等疗法，让其充分感受中国传统医学的魅力，还能吸引诸多境外媒体的目光，透过他们的镜头，向全世界展示中医药文化，以此提升中医药文化的海外传播力。还要更好地发挥高层次、高水平专家作用，让其在重要国际会议、论坛、沙龙，以及外国主流媒体和平台，向海外发出中国声音，传播中医药文化。

传统中医药文化与现代科技的碰撞，也能大幅提升中医药文化海外传播的效果。运用数字化技术传承中医药发展，将成为中医药文化走向世界的新范式。充分利用新技术新应用，创作一批既考虑文化差异、国家特质和民族特性，又承载中医药文化内涵的中医药题材电影、电视剧、纪录片、动漫、短视频等文艺作品，让中国故事、中华传统文化在全球同频传播。

## （四）大力推进中医药文化走进校园、社区活动

中医药文化宣传走进学校，可增进广大青少年对中华优秀传统文化的了解与认同，提升民族认同感及归属感。在中小学校开展形式多样、生动活泼的中医药文化活动，丰富中医文化活动载体，让中小学生认识中草药、了解中医的理念，不仅可以增强活动的趣味性、科学性和实用性，让其零距离领略国粹文化的博大精深，也可以激发其对传统中医药文化的热情。在大学推广中医药文化理念与健康养生知识，引导学生养成健康的生活方式，同时将提升人文素

养与完善身心健康相结合，助力培养大学生的积极心理品质。

在社区，利用宣传展板、展示柜、宣传品等多种形式弘扬中医药文化。通过中医药知识讲座、中医义诊、中医适宜技术体验、开展"三伏贴、三九贴"贴敷、设立"膏方养生文化节"等各类中医特色活动，使广大群众进一步了解中医药知识，掌握中医药治病理念和养生保健基本方法，让周边居民切身感受到中医药文化的独特魅力。另外，通过共同练习八段锦、五禽戏，加强老年人之间的沟通交流，营造浓厚的"尊老、爱老、敬老、助老"氛围，也可助力中医药文化线下传播。

### （五）优化内容供给，丰富中医药文化传播形式

主流媒体作为新闻舆论的重要组成部分，主动设置议题引导舆论，传递主流声音，对中医药文化传播起到至关重要的作用。充分发挥主流媒体宣传优势，进一步做好中医药理论和路线方针政策的宣传阐释，传播主流价值、主流舆论、主流文化。充分利用自媒体传播特性，捕捉最鲜活的素材，将晦涩难懂的中医药理论知识用浅显、通俗、易懂的句子说明，同时巧用案例、网络梗，以此拉近与公众的心理距离，减少信息鸿沟，增强价值认同、理性共鸣和情感共振。

探索中医药文化传播新路径和新模式，要实现信息内容、技术应用、平台终端共融互通，适应分众化、差异化传播趋势。要以形象、生动、活泼的形式展现中医文化之美，通过图、文、短视频、短剧、微电影、AI、直播等多种方式，让中药文化生动起来。要进一步加强优质中医药科普高质量供给，挖掘推广更多中医药科普的

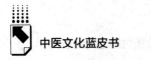
好经验，通过知识问答、短视频、动画等大众喜闻乐见的方式普及中医药健康养生知识、方法，传播中医药文化理念。

通过主流媒体与自媒体相补充，传统内容与创新内容相结合，多角度、多渠道、多形式、全方位地让人们能够感受中医药文化的魅力，推动中医药文化广泛传播，最终形成中医药文化传播发展新格局，营造社会大众"信中医、用中医"的良好氛围。

# B.11
# 多维视角下中医药文化传播的现状与趋势

姜洁冰　张睿佳*

**摘　要：** 中医药是中华优秀传统文化的重要载体，在促进文明互鉴、维护人民健康等方面发挥着重要作用。本研究分析和论述了中医药文化的传播现状与趋势，特别是在国家政策、理论综述、媒体报道三个关键维度下的表现和产生的影响。本文通过系统性梳理《人民日报》和人民网关于中医药的报道，揭示了中医药作为中国传统文化的重要载体，在国家政策推动、文化传承、健康养生和科学研究中的多重作用，以及对促进文化多元性和国际交流的积极贡献。

**关键词：** 中医药文化　文化传播　人民日报

党的二十大报告指出，要"促进中医药传承创新发展"，习近平总书记也多次强调中医药是中华民族的瑰宝，要求做好中医药守正创新、传承发展工作。习近平总书记在致中国中医科学院成立 60 周年的贺信中指出，中医药学是中国古代科学的瑰宝，也是

---

\* 姜洁冰，人民网舆情数据中心特约分析师，主要研究方向为网络舆情、中医药国际传播；张睿佳，南开大学新闻与传播学院本科生，南开大学融媒体研究中心研究助理，主要研究方向为国际传播、新媒体与网络舆情。

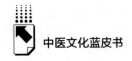

打开中华文明宝库的钥匙。讲好中医药文化的故事、传播好中医药的声音，是我们面临的时代课题。2021 年，国家中医药管理局等五部门联合印发《中医药文化传播行动实施方案（2021—2025年）》，部署推动"十四五"时期中医药文化传承弘扬工作，对传统中医药文化进行"创造性转化、创新性发展"，系列举措是推动中医药文化这一中华优秀传统文化从传统向现代转型的必由之路。

为了进一步梳理中医药文化传播的现状与趋势，本文从政策梳理、理论综述、媒体报道三个维度，围绕中医药文化传播的国家战略布局、中医药文化传播的学术研究以及主流媒体报道中的中医药主题进行系统分析。政策、理论和媒体是观察评估中医药文化传播现状、预测发展趋势的三个重要窗口：政策导向高站位定基调，起到定盘星和方向标的作用；理论综述聚焦行业领域和专家观点，突出学理性和研究性；媒体报道则偏向大众传播，广泛连接受众，彰显议题的影响力。三者相互支撑彼此印证，从不同侧面发挥"无影灯"效应，以实现对中医药文化传播议题的整体认知，从而为进一步做好中医药文化的传播、促进中外文化文明对话提供理论支持与实践支撑。

## 一　政策导向下的中医药文化传播

中医药向来是我国的重要医疗、文化、产业和战略资源。党的十八大以来，党和国家针对中医药行业发展推出了一系列政策、法律和条例。从医学、人才、民生及传承创新等多个角度，国家推动中医药固本培元与建设服务出口基地相结合，促进中医药传承与创新发展，加快中医药"走出去"。中医药文化博大精深、源远流长，是我国宝贵的文化资源，在传承优秀传统文化、坚定文化自信和推动国际传播等文化实践中扮演了重要角色。纵览党和国家在中医药领域推出的政策条例，我们可以梳理出，中医药作为核心文化资源在整个中医药战略布局中的逻辑主线。从政策文本的梳理中，我们能够从国家战略全局高度把握中医药文化传播的历史来向、当下面向和未来走向。

## （一）提高中医药文化战略地位，从国家层面强调中医药文化建设的重要性

党的十八大以来，党和国家把中医药摆在了更加重要的位置，中医药的战略地位显著提升，中医药文化传播相应地也得到重视。中医药文化建设不仅体现在中医药发展相关文件中，更被专门点明、特别强调。2016 年《中华人民共和国中医药法》颁布实施，将"中医药传承与文化传播"设独立章节，从国家法律层面鼓励和规范了中医药的文化传播，提出"县级以上人民政府应当加强中医药文化宣传，普及中医药知识，鼓励组织和个人创作中医药文化和科普作品"。2022 年，国务院办公厅印发《"十四五"中医药发展规划》，将"中医药文化大力弘扬"作为 2025 年中医药发展目标之一。2022 年 11 月，《"十四五"中医药文化弘扬工程实施方案》颁布，明确指出要"大力弘扬中医药文化，推动中医药成为群众促进健康的文化自觉"，提出了"中医药文化传播体系趋于健全""中医药海外传播半径不断延伸，中医药'走出去'步伐更加坚实"的总体目标。多个政策凸显了中医药文化传播的重要地位，大力推动中医药的文化建设与宣传实践再上新台阶。

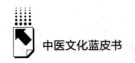

**（二）深耕和保护中医药文化根基，传承中医药优秀传统文化与医学智慧**

传承和发展产业就是传承和发展文化，这一点在强调"代代相传"的中医药表现得更为明显。国家中医药管理局 2018 年便印发《关于深化中医药师承教育的指导意见》及《国医大师、全国名中医学术传承管理暂行办法》，以及 2023 年 4 月新印发《中医药专业技术人员师承教育管理办法》，提出要加强中医药人才队伍建设，推动建设符合中医药学术传承规律的教育模式；国家中医药管理局 2022 年更是出台专门的《"十四五"中医药人才发展规划》。针对中药行业的特殊性，国家药品监督管理局发布《古代经典名方中药复方制剂简化注册审批管理规定》，明确经典名方制剂申请上市，可免报药效学研究及临床试验资料，体现国家对中药经典名方传承的保护。此外，2019~2021 年的关于促进中医药传承创新的一系列指导意见，也多次强调中医药的传承实践，具体到典籍研究、编撰医藏、收集民间验方、建设中医药博物馆等实际措施，切实传承中医药这一文化宝库和科学瑰宝。

**（三）多措并举，推动中医药文化"走出去"与国际传播效能提升**

中医药文化作为国际文化交流的一部分，同时贯穿于中医药经贸往来之中。中医药文化是提升中医药国际影响力的核心因素之一，让更多人体验和使用中医药，了解、认同中医药文化，方能进一步扩大中医药的国际影响力和竞争力。2019 年，中共中央、国务院《关于促进中医药传承创新发展的意见》中提出，要推动中医药开放发展和中医药文化海外传播。2021 年，商务部等七部门联合印发《关于支持国家中医药服务出口基地高质量发展若干措施的通知》指出，依托国家中医药服务出口基地，推动中医药"走出去"，提高中医药国际影响力。2022 年《"十四五"中医药发展规划》则是进一步提出了 2025 年中医药发展目标，其中便包括"中医药开放发展积极推进"。总体而言，国家层面对于中医药"走出去"的总体布局，是在人类命运共同体理念与"一带一路"倡议引领下，从中医药国际标准制定、国际疾病防治实践、中西医药协同发展以及出口基地建设等多方面具体措施入手，最终推进中医药的国际交流与文化传播。

## 二 理论视域下的中医药文化传播研究

学术研究的回溯和梳理有助于从理性维度追踪长时序的中医药文化传播研究动态，有助于从理论与实践互动的维度深化对中医药文化传播的理解。围绕中医药文化传播主题的相关研究始于 2006 年，截至 2023 年底，共有 999 篇（见图 1），分布于中医学、新闻传播学、语言文字学等学科领域。

从研究趋势上看，2010 年前相关研究处于早期探索孕育阶段。2011~2015 年相关研究的数量保持在每年 25 篇左右，在前期积累的研究基础上，增长趋势逐渐明显，并体现出持续研究爆发的潜力。2016 年开始，中医药文化传播的研究文章数量迎来井喷式增长，此后一直保持高位增长态势；2021 年起，相关研究增长速率

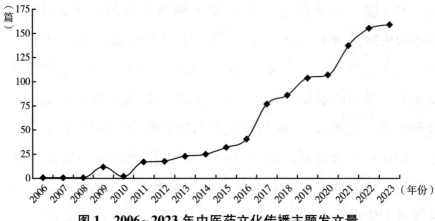

**图 1　2006～2023 年中医药文化传播主题发文量**

资料来源：中国知网。

再提升，刚过去的 2023 年发表了相关研究共计 159 篇。聚焦"文
化传播"特定话题，现有研究主要围绕挖掘中医文化的核心内涵、
新冠疫情后中医药文化的国际传播等主题展开。

### （一）中医药文化的内涵与拓展

研究者采用文献计量方法，针对过去 30 年中医文化研究的热
点和趋势进行梳理总结，认为"中医文化"的探讨出现于 20 世纪
90 年代，并在 90 年代末成为固定的术语。"中医文化"经常与
"传统文化""中国传统文化"等关键词共现，这显示出中医文化
的研究与传统文化密切相关，中医文化与中华优秀传统文化一脉相
承，蕴含传统文化内涵元素。①

---

① 魏俊彦、刘毅、张淼：《中医文化研究的热点、趋势与展望——基于 CiteSpace
的文献计量学研究（1992-2021）》，《世界科学技术：中医药现代化》2023 年
第 3 期，第 911～920 页。

正因为这一特性，研究者立足中国语境，提出"中医文化人类学"的学科概念，① 并明确了中医文化人类学的研究对象、理论基础和研究方法，尤其是挖掘论述了中医文化人类学多学科交叉的特殊性，这是一个极具中国特色和本土学科主体意识的探索性研究。

更进一步，研究者对中医文化自信的根源进行回溯与论证，尤其是针对"中医非科学论"和"中医超科学论"两种错误观点进行批驳，呼吁跳出二元对立框架，要从文化品性上诠释中医，提出中医文化自信的三大根源：理论基础、精神实质和主体自觉。②

聚焦中医药文化如何更好地走进青年群体，尤其是大学生群体，研究者指出中医文化蕴含着丰富的人文精神和哲学思想，兼具科学和文化双重属性，因此中医文化与大学生思想政治工作在理念、价值、路径上高度契合，尤其是中医文化在整体观、民本观、实践观、动态观和预防观等方面与大学生思想政治工作的理念相符合，因此能够将两者有机融合，为大学生的思想政治教育提供新的视角和方法，促进大学生的全面发展。③

## （二）中医药文化的国际传播

中医药文化已经成为中华文化"走出去"的文化符号，承

---

① 王续琨、白长川：《中医文化人类学学科元研究四题》，《广西民族大学学报》（哲学社会科学版）2019 年第 4 期，第 2~8 页。

② 毛志强、熊官旭：《中医文化自信的根源：理论基础·精神实质·主体自觉》，《思想战线》2018 年第 4 期，第 139~145 页。

③ 黄娟娟：《中医文化与大学生思想政治工作融合研究：理念契合、价值互鉴、路径相通》，《湖南社会科学》2022 年第 5 期，第 151~157 页。

载起促进中西方文明交流互鉴的使命责任。研究者指出，新时代中医药文化国际传播取得了重大进展，迎来了崭新的发展格局。①

在中医药文化的对内传播与对外传播的关系上，有研究者分析了中医文化对内传播的现状、成功经验，在此基础上，凝练中医药文化国际传播的重要意义和独特价值，针对当前中医药文化国际传播的难点和困境，提出扩展国际传播多元路径、认清中医学的国际传播形式，打出传播"组合拳"以及积极建立信任体系等策略。②

10 年前曾有研究以《中国日报》为对象，从发表年度、内容性质、关注热点、新闻体裁、新闻来源、新闻形式等角度，通过内容分析法，揭示《中国日报》有关中医文化国际传播的发展历程与现状，并对其中存在的问题展开讨论。③ 此后众多研究者纷纷聚焦不同媒体的新闻传播实践，进行实证研究，并且逐渐拓展出网络媒体、自媒体账号、社交媒体平台等更加多元的分支研究。

比如在视频平台的传播过程中，有研究分析了 YouTube 平台上中医药文化传播的优势，包括国际化和多元化的用户群、即时双向的传播反馈机制、丰富多样的表现形式等；研究同时也指出中医药

---

① 赵海滨：《中医药文化：独特价值与国际传播》，《人民论坛》2023 年第 17 期，第 100~103 页。

② 王孜、曾祥敏：《中医文化国际传播的策略与路径》，《传媒》2018 年第 21 期，第 76~78 页。

③ 刘彦臣：《评析近十年〈中国日报〉有关中医文化的国际传播》，《学术交流》2014 年第 10 期，第 186~191 页。

文化在国际社交媒体传播时遇到的挑战，包括西方垄断话语权、把关人缺失、专业传播人才稀缺、信息碎片化等问题。①

加强传播能力建设、提升国际传播效能一直是国际传播国家战略的核心关切。2021 年 5 月 31 日，习近平总书记在主持十九届中共中央政治局第三十次集体学习时强调，"讲好中国故事，传播好中国声音，展示真实、立体、全面的中国，是加强我国国际传播能力建设的重要任务"。疫情后中医药文化国际传播的体系构建、效果评价、可持续传播等议题是近几年来的研究重心。

如何有力化解中医药文化在国际传播过程中遭遇的挑战，研究者提出构建"全方位"的国际传播体系这一方案。该体系参考借鉴拉斯韦尔提出的"5W"模型，从传播主体、传播受众、传播媒介、传播内容和传播效果等维度出发，提供了一个宏观的传播模型，并且文章重点强调了有效的中医药文化国际传播对于优化中医药叙事体系、提高中医药文化的国际话语权、建立我国国家形象和推动健康传播研究的重要价值。②

传播体系的建构最终需要指导现实、实践检验。中医药文化国际传播的效果如何、影响力怎样提升，也应该成为研究重点。有研究采用大规模语料，依托美国在线大型语料库 NOW（News on the Web），考察了中医药文化在国际社会中的情感态度和价值判断，研究发现，海外媒体和公众普遍认可中医药在新冠肺炎防治中的作

---

① 尹浩：《中医药文化国际社交媒体平台传播的机遇与挑战》，《中医药管理杂志》2023 年第 14 期，第 235~237 页。

② 湛嘉欣、罗瑞琪、柯玉莲等：《后疫情时代中医药文化国际传播体系构建研究》，《时珍国医国药》2023 年第 7 期，第 1692~1695 页。

用。为了提升中医药文化的国际传播影响力，文章建议采用立体化传播模式，挖掘和讲述抗疫故事，加强对外传播政策和法规的引导，以及完善中医药文化国际传播机制。①

## 三 媒体报道文本中的中医药主题

中医药文化的有效传播离不开大众媒介的有效触达。本部分以《人民日报》1946 年创刊以来和人民网 2021 年以来的主站（不含地方站点）发表的关于中医、中药、中医药等话题的报道，采用量化研究方式对两种大众媒介中的传播主题进行分析。此前相关研究较为丰富，形成了固定的研究方法，比如有研究者采用内容分析方法针对《人民日报》、《环球时报》以及 *Afghanistan's Khaama Press* 的相关报道开展实证研究②；还有研究者基于对主要国际媒体的文本挖掘方法，探析国际主流媒体的报道重点和相似关联性③；通过文本分析方法来研究美国媒体对"一带一路"倡议的认知④。

① 钟俊、张丽、黄艳彬：《后疫情时代下中医药文化国际传播的影响力评价及提升对策》，《南京中医药大学学报》（社会科学版）2022 年第 3 期，第 171~177 页。

② Hatef, Azeta, and Luwei Rose Luqiu. "Where Does Afghanistan Fit in China's Grand Project? A Content Analysis of Afghan and Chinese News Coverage of the One Belt, One Road Initiative." *International Communication Gazette* 80. 6（2018）：551-569. 转引自周培源、姜洁冰、戴立为《"一带一路"议题与国家品牌的可持续传播：基于 LDA 主题模型的实证研究》，载张淑华主编《新媒体公共传播（第 4 辑）》，2021，第 87~101 页。

③ 李倩倩、李瑛、刘怡君：《"一带一路"倡议海外传播分析——基于对主要国际媒体的文本挖掘方法》，《情报杂志》2019 年第 3 期，第 121~126、132 页。

④ 朱桂生、黄建滨：《美国主流媒体视野中的中国"一带一路"战略——基于〈华盛顿邮报〉相关报道的批评性话语分析》，《新闻界》2016 年第 17 期，第 58~64 页。

本部分重点关注《人民日报》以及人民网发布的中医药相关报道的主题，数据上我们通过"人民日报图文数据库"获取了历年"中医、中药、中医药"的相关报道的文本（不含"中医节气养生"）。"人民日报数据库"涵盖《人民日报》创刊至今所发表过的全部图文内容，只要报道标题提及上述关键词便会被列入检索结果。我们进一步提取了历年相关报道的标题、摘要、主题词、日期及版面信息等，自建本研究的专用语料库，共计635条有效数据。

通过人民网新闻搜索，我们采集了网站发布的关于"中医、中药、中医药"相关报道的全文共计4591条，其中新闻报道分为主站新闻和地方新闻。因地方新闻涵盖了包括地方的中医药文化建设、产业实践，主题分散，缺少宏观视域，为了进一步凝聚研究视角，便于研究聚焦，本次我们只将主站新闻纳入研究范畴，共计有1376条有效新闻报道。

在这一部分中，我们先通过分词、统计词频，将《人民日报》和人民网的报道关键高频词统计出来；随后我们再根据高频关键词及其相关关系，回到报道原文细读，总结出《人民日报》和人民网关注中医药领域的核心主题，以全面理解主流媒体中的中医药角色与功能，为未来做好中医药的文化传播提供实践支撑。

（一）《人民日报》与人民网报道的关键词对比分析

本次研究聚焦大量报道文本，以往研究形成了微观层面的关键词、中观层面的结构搭配以及宏观层面的主题分析。微观层面的词

频是最重要的研究变量，通过统计新闻报道的词频情况，不仅可以
了解社会历史的变化，还可以捕捉到一些不易察觉的信息。① 本部
分采用的"关键词"分析方法自 20 世纪六七十年代引进我国学术
界，随着关键词信息检索功能的不断强化、软件平台普及，关键词
的索引与检索功能成为研究的标配，"从科学技术工具上升到了学
术研究工具"，② 成为一种学术研究方法。

表 1　《人民日报》1946 年创刊以来报道高频关键词

单位：次

| 关键词 | 词频 | 关键词 | 词频 |
| --- | --- | --- | --- |
| 中医药 | 388 | 中国 | 30 |
| 中医 | 298 | 医学 | 30 |
| 发展 | 95 | 建设 | 29 |
| 中药 | 94 | 聚焦 | 29 |
| 国家 | 65 | 促进 | 29 |
| 健康 | 63 | 中医药管理局 | 26 |
| 传承 | 61 | 推动 | 25 |
| 创新 | 57 | 大学 | 23 |
| 人民 | 39 | 医疗 | 23 |
| 全国 | 37 | 北京 | 22 |
| 文化 | 36 | 国医 | 22 |
| 服务 | 36 | 推进 | 21 |
| 医药 | 36 | 大师 | 21 |
| 抗疫 | 35 | 会议 | 21 |
| 草案 | 34 | 时评 | 21 |

---

① 刘明、王世昌：《语料库辅助的汽车广告话语与社会变迁研究》，《西安外国语
大学学报》2015 年第 1 期，第 55~58 页。
② 宋姝锦：《文本关键词的语篇功能研究》，复旦大学博士毕业论文，2013。

表2　人民网2021年以来的主站（不含地方站点）报道高频关键词

单位：次

| 关键词 | 词频 | 关键词 | 词频 |
|---|---|---|---|
| 中医药 | 872 | 推进 | 60 |
| 中医 | 344 | 人民 | 59 |
| 发展 | 227 | 发挥 | 56 |
| 医药 | 196 | 优势 | 53 |
| 创新 | 126 | 促进 | 52 |
| 文化 | 114 | 论坛 | 46 |
| 推动 | 106 | 专家 | 46 |
| 健康 | 105 | 人大代表 | 46 |
| 国家 | 104 | 大学 | 46 |
| 服务 | 86 | 中医药管理局 | 46 |
| 传承 | 82 | 抗疫 | 43 |
| 中国 | 71 | 加强 | 41 |
| 建设 | 69 | 养生 | 41 |
| 全国 | 69 | 事业 | 41 |
| 高质量发展 | 69 | 助力 | 39 |

## （二）《人民日报》与人民网报道的主题特色

通过表1、表2关键词，还原到报道原文，我们能够发现在《人民日报》和人民网的报道中，非常鲜明地凸显了国家在场、发展为要、文化为魂、健康养生与研究支撑等特色主题。详细分析如下。

1. 国家在场的主题

在《人民日报》的报道关键词中，"国家""全国""北京""中医药管理局"等显示了国家层面对中医药的关注和管理，这表明中医药不仅是一个医疗问题，也是国家政策和治理的一部分。在

225

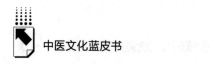

人民网的相关报道中，部分关键词是重合的，但也存在新的高频词如"人大代表"等，集中强调了国家在推广和规范中医药方面的作用。相关报道不仅重点阐述了国家层面大力推广中医药的产业、落地和应用，同时也明确表达了通过法律法规对中医药行业加以规范，确保其安全有效，保障公众健康。

2. 行业发展的主题

在《人民日报》和人民网的大量报道中，特别关注"发展""建设""促进""推动"等关键词，这表明主流媒体中的中医药的发展一直是轴心议题，通过行业发展的展示与报道，增强中医药文化的吸引力和感召力，同时强调了中医药在现代医疗体系中的扩展和成长。尤其是人民网的报道中，多次出现了"高质量发展"等表述，表明国家对中医药行业可持续发展的重视，特别集中在提高中药材质量和提升产业规模效率方面。

3. 中医药文化为魂的主题

《人民日报》和人民网的高频词"文化""传承""优势"等词凸显了中医药文化是中国优秀传统文化组成部分，是千百年传承至今的重要的文化遗产。通过回到报道原文细读，我们不难发现，在主流报道的文本中，中医药文化作为中华优秀传统文化的一个关键维度，不仅反映了中华文明的深邃历史和丰富智慧，还对全球文化对话和文明互鉴作出了积极贡献。尤其是其独特治疗体系和健康观念在跨文化交流中促进了医学知识的相互借鉴与融合，进而加深了不同文化之间的理解与尊重。中医药文化的持续振兴与传播不仅是我国文化自信的体现，也对国内外文化发展和繁荣产生了深远影响，彰显了中华文化的鲜明特色和全球价值。

### 4. 健康养生与研究支撑主题

在本次研究的报道文本中，多次出现"医学""大学""专家""健康""抗疫""养生"等关键词，回到报道原文，发现主流媒体对近年来我国围绕中医药开展科学研究、与世界医学对话、参与抗疫诊疗、提供健康养生等话题进行了丰富细致的报道。这些报道指向了医学学术和相关研究对中医药的关注，也表明中医药在配合国家政策、促进全民健康和预防疾病等方面扮演了重要角色，特别是在抗击疫情、公共卫生危机处理过程中，展示出了中医药的独特价值和魅力，得到了全球瞩目和关注。

## 结语：多维度壮大中医药主流舆论，全方位提升中医药文化传播效能

中医药文化是中华优秀传统文化的重要组成部分。习近平总书记指出："中医药学包含着中华民族几千年的健康养生理念及其实践经验，是中华文明的一个瑰宝，凝聚着中国人民和中华民族的博大智慧。"

本次研究分别从政策梳理、学术回顾、媒体报道的层面进行系统分析，发现中医药文化在国内文化自信、对外国际传播、促进文化交流、推动文明互鉴等不同维度都发挥了积极作用。尤其是通过深入分析《人民日报》和人民网的相关报道，我们可以清晰地看到中医药文化在国家政策、行业发展、文化传承以及健康养生与科学研究中的多维度影响。

面对当前的国内外舆论环境和全球文化发展趋势，我们认为，

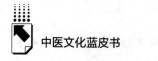

有必要从多个角度来壮大中医药的主流舆论。首先，要加强中医药文化在各级各类教育体系中的传播，通过学术研究和教育普及，提高公众对中医药的认知和理解。其次，要顺应传播技术，善用现代传播媒介，包括国内外的社交平台、个人自媒体账号等，有效传播中医药的科学知识和文化内涵，以此提升中医药文化的全球传播效能。

此外，我们也应充分认识到，推动包括中医药文化在内的传统优秀文化的传播，并非一朝一夕、一蹴而就，而需要政府、学界、媒体和公众的共同努力。我们看到了屠呦呦因在中医药领域的杰出贡献，问鼎医学界最高荣誉，让我们的中医药再次被全球关注；我们看到了中医药文化已经在东南亚"落地生根"，甚至有人说"有海水的地方就有华侨华人，有华侨华人的地方就有中医药"；我们也看到了中国古老的针灸走向全世界，据不完全统计，目前世界有193个国家和地区运用针灸，59个国家和地区立法承认针灸。我们期待中国与世界更广维度、更深层次的交流，也更期待世界能够走近中医药、拥抱中医药，一起迎接合作共赢、和谐健康的美好未来。

# B.12
# 第四届国医大师基本信息
# 与年度网络学术影响力分析

李婧昳　蒋天粜　黄思涵　赵展*

**摘　要:**　本文对第四届国医大师的年度数据进行分析,对比了30位国医大师的年龄、工作地、擅长学科、突出贡献,并对他们的网络学术影响力进行排名。本文对比分析了前四届国医大师的网络学术影响力差异,发现历届国医大师整体网络学术影响力在逐年稳步提升,并从历届国医大师评选要求和国医大师的科研平台两个方面对国医大师网络学术影响力存在差异的原因进行了分析。

**关键词:**　第四届国医大师　g指数　h指数　网络学术影响力

## 一　"第四届"国医大师基本信息

2022年7月20日,第四届国医大师表彰大会在京召开。人力资源社会保障部、国家卫生健康委、国家中医药管理局授予丁樱等

---

* 李婧昳,北京中医药大学管理学院助理研究员,教学秘书,主要研究方向为中医药文化传播;蒋天粜,北京中医药大学管理学院工商管理专业2021级本科生;黄思涵,北京中医药大学管理学院工商管理专业2020级本科生;赵展,北京中医药大学管理学院公共事业管理专业2020级本科生。

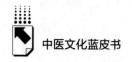

30 位同志国医大师称号（见表 1）。"国医大师"，是我国中医药行业工作者可获得的最高荣誉，是国家对为我国中医药事业作出杰出贡献的中医药领军人物的最权威认定和褒奖。迄今为止，我国已评选出了四届共 120 位国医大师。

表 1　"第四届"国医大师基本信息

| 姓名 | 年龄（岁） | 工作地 | 擅长学科 | 临床与科研（突出贡献） |
|---|---|---|---|---|
| 丁樱 | 73 | 河南 | 擅长中医药、中西医结合诊治儿科疑难病 | 对儿童肾脏风湿免疫性疾病有深入研究，善用经方，又巧融当代新知，践行"简、便、廉、验"的临诊原则 |
| 王永钧 | 89 | 浙江 | 对内科尤其是肾脏内科疾病有丰富的诊疗经验 | 将"审病—辨证—治病/证"思维运用于临床，提出了"风湿治肾病"的创新理论，建立了以虚、瘀、风湿为核心的 IgA 肾病辨证体系 |
| 王自立 | 87 | 甘肃 | 擅长脾胃病、肝胆病、热病及男科疾病的诊治 | 以"运脾、柔肝、温阳"等为主要学术观点，创立"脾色环唇"范式和"特色辨证"方法；临证善用经方，处方以"药简、价廉、效显"远近闻名 |
| 王庆国 | 71 | 北京 | 擅长治疗肝胆病、胃肠病、风湿免疫性及过敏性疾病 | 提出"三步—四维—六治—十六方略"的诊疗范式和"通平致和"的诊疗观念，强调"少阳为表里之枢，脾胃为升降之枢，临床诊疗调枢为要"，治愈诸多疑难杂症 |
| 王晞星 | 65 | 山西 | 擅长治疗肿瘤及消化系统疾病 | 倡导从肝论治胃肠功能性疾病，研制中药新药"胃逆康胶囊"。创新中医肠疗技术，倡导"和法"治疗肿瘤及疑难重症 |
| 王新陆 | 74 | 山东 | 擅长内科杂病的治疗 | 提出"无证可辨，化浊为先"的学术思想，以清化血浊为根本治法，探索中医防治冠心病、高脂血症和糖尿病等疾病的新途径 |

| 姓名 | 年龄（岁） | 工作地 | 擅长学科 | 临床与科研（突出贡献） |
|---|---|---|---|---|
| 皮持衡 | 83 | 江西 | 擅治内科疑难杂症，特别是肾病 | 研制的院内制剂"肾药Ⅲ号"、"肾衰泄浊汤"及"三仁肾衰泄浊方案"广泛应用于慢性肾衰治疗 |
| 孙申田 | 85 | 黑龙江 | 专于中医针灸学、神经内科学 | 在治疗脑病方面，提出重视经络辨证与现代神经生理病理学相结合的创新思路。创立"孙氏经颅重复针刺法""孙氏腹针疗法"，针药联合治疗神经系统疑难杂病 |
| 严世芸 | 83 | 上海 | 擅长心脑血管和疑难杂症诊治 | 提出以藏象为统领的辨证论治体系，把"中和"思想贯穿临床诊治全过程 |
| 李文瑞 | 96 | 北京 | 擅长内科，尤其是擅治糖尿病、男科病、肾脏疾病、心血管疾病、消化系统疾病及老年病 | 开创中西医结合辨病—辨症—辨证的诊疗思路，独辟"酸苦抑甘"治法，广泛用于糖尿病临证。主张"扶正为本，祛邪为辅，平和调理，中病即止"是老年病治则纲要 |
| 杨震 | 83 | 陕西 | 擅治乙型肝炎、肝硬化及其并发症、郁病、杂病、亚健康 | 在肝胆病方面见解独到，提出"相火气机学说"指导下的"六型相火"肝病辨治体系，补充了相火学说治疗与分型的不足，在陕西省内及全国多家医院推广应用 |
| 肖承悰 | 83 | 北京 | 擅治多种妇科疑难杂症 | 始终坚守临床一线，倾心中医妇科传承发展。提出"和合灵动"的创新思路，创立治肾五法、调癸理冲安任法、通调胞脉等治疗方法治疗妇科疑难杂症 |
| 何成瑶 | 86 | 贵州 | 擅治妇科经、带、胎、产、杂病，尤擅治不孕症和妇科肿瘤 | 提出"养精育胞"理论，创制"温枢三焦、宁心坚肾"治法 |

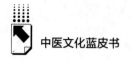
续表

| 姓名 | 年龄（岁） | 工作地 | 擅长学科 | 临床与科研（突出贡献） |
|---|---|---|---|---|
| 余瀛鳌 | 91 | 北京 | 精于中医内科，尤长于治疗肝病、肾病、心脑血管病、泌尿生殖系统疾病、糖尿病、癫痫等多种疑难杂症 | 在"辨病""辨证"方面，提出了"通治方"的创新思路；采用"主方主证"与"通治"治疗方法，先后创制了针对肝病、肾病、癫痫等66种疾病的75首通治效方 |
| 张伯礼 | 76 | 天津 | 中医内科专家。擅长心血管疾病、血管性痴呆（VD）、卒中、高黏滞血症的诊断和治疗 | 提出湿浊痰饮类病说是慢病诸证的共同病理基础，总结了治则治法及有效方药；临证善用痰瘀学说治疗慢性心脑血管疾病；对新冠肺炎救治，总结了"湿毒蕴肺"为核心病机、"兼夹发病"是临床特点的规律，指导了新冠肺炎的治疗 |
| 张静生 | 82 | 辽宁 | 擅长重症肌无力等疑难杂症的诊治 | 提出"脾肾虚损是贯穿重症肌无力始终"的创新思路，采用补脾益肾法治疗重症肌无力，并研发院内制剂"复方黄杞颗粒"，获国家发明专利 |
| 陈民藩 | 88 | 福建 | 擅长中西医结合治疗肛肠疾病 | 在肛肠防治方面，提出"湿热论治、以通为用、内外并治、存体寡损、形神兼顾"的学术思想；丰富发展了多种专科外治方法 |
| 陈彤云 | 102 | 北京 | 擅长治疗皮肤病及损美性皮肤病 | 始终坚守临床一线；倡文质学说，创调通理论，建四维（内外气血）诊疗体系，运用"三脏为根、瘀滞成斑""清肺胃、调肝脾"等方法临床辨治 |
| 陈绍宏 | 82 | 四川 | 擅长运用中医经典名方治疗急危重难疾病 | 研制出具有益气活血功效的中药制剂"中风醒脑液"；主持制定四川省新冠疫情中医药防控方案，为遏制疫情播散发挥了积极作用 |
| 林毅 | 82 | 广东 | 擅长中西医结合综合治疗乳腺炎性疾病、增生性疾病及良恶性肿瘤等乳腺疑难疾病 | 提出"六郁治乳"等系列学术思想，发挥中医全程优势治疗乳腺炎性与增生性疾病，运用特色疗法切入乳腺癌防治；研制中药新药"金蓉颗粒" |

续表

| 姓名 | 年龄（岁） | 工作地 | 擅长学科 | 临床与科研（突出贡献） |
|---|---|---|---|---|
| 林天东 | 76 | 海南 | 擅长痛风、男科、妇科、不孕不育症及黎族医药等方面治疗 | 提出"男方女用，女方男用"诊治思路，采用异病同治及经方与黎医药融合诊治不孕不育症；推动开展黎医药理论体系、特色疗法和常用药材的发掘整理 |
| 旺堆 | 72 | 西藏 | 藏医医疗，针对心血管、胃肠等病种研发了独特的治疗方案 | 运用藏医"散、盛、积、瘀"的病机理论和"敛、消、引、泻"的治疗方法，研发院内制剂"那熙所久""多杰曲登"等，在防治高原性心血管疾病、肝硬化等方面成效突出 |
| 南征 | 82 | 吉林 | 擅长治疗心、脑、肾疑难杂病，尤其是糖尿病、糖尿病合并症、尿毒症等疾病 | 提出"滋阴清热、益气养阴、活血化瘀"三法为一法治疗消渴，提出了"消渴肾病"中医病名、"毒损肾络"病机学说、"一则八法"综合治疗方法 |
| 涂晋文 | 83 | 湖北 | 擅治中医急症、脑病、杂症 | 治外感热病，提出"温毒同治、多发联用、清下并重、截断扭转"的创新思路，研制中药新药"柴石退热颗粒"。提出中风"外风致病学说"新认识。治痴呆以"补肾化痰、交通心肾"立法 |
| 施杞 | 86 | 上海 | 擅长颈椎病、腰椎病、骨关节炎、内外伤及神经科疑难杂症 | 提出骨伤病整体论治观，构建了中医骨内科学；擅治骨伤疑难病。围绕气血、肾精、痰瘀等中医理论开展现代基础研究，获得一批重要成果 |
| 姚希贤 | 95 | 河北 | 擅长肝胆脾胃等疑难杂症 | 在充分认识慢性肝病、肝硬化与慢性胃病两者"瘀血证"与"脾虚胃气失和"本质创新思想基础上，分别提出以活血化瘀与调畅气机为主的疗法 |
| 翁维良 | 87 | 北京 | 临床擅长心血管重症、疑难病的诊治 | 临床坚持病症结合、辨证论治心血管疾病，提出"治心必通瘀"的学术思想，总结出"活血化瘀十二法"，丰富了血瘀证、活血化瘀的理论内涵，促进了中医气血理论的发展 |

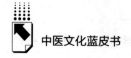

续表

| 姓名 | 年龄（岁） | 工作地 | 擅长学科 | 临床与科研（突出贡献） |
|------|-----------|--------|----------|------------------------|
| 黄瑾明 | 86 | 广西 | 擅长运用中医药、壮医药、壮医针灸等综合疗法 | 传承壮医理论，创新提出气血均衡学说，强调调气、解毒、补虚、祛瘀四大治则；传承发展壮医针灸、药线及壮药等治疗方法 |
| 韩明向 | 83 | 安徽 | 擅长中医治疗呼吸病、老年病及内科杂病 | 弘扬新安医学"固本培元"思想，提出"虚瘀—衰老"理论，研制中药新药"宁清泰"；建立肺气虚分度分级，创制慢阻肺有效验方。创制心功能不全益气、活血、利水三治法 |
| 潘敏求 | 82 | 湖南 | 擅长内科，主攻肿瘤、肝病及内科疑难病 | 在中医药防治肝癌方面成绩斐然，提出了肝癌"瘀、毒、虚"的病机理论。采用"健脾理气、化瘀软坚、清热解毒"的治疗法则，研制中药新药"肝复乐" |

资料来源：《国医大师风采》，由国家中医药管理局印发。

## （一）男女比例

如图 1 所示，第四届 30 位国医大师中，男性 25 人，占总人数的 83.3%；女性 5 人，占总人数的 16.7%。相比于第一届的 0%，第二届的 3.3%，第三届女性占比有了明显提升，说明女性中医在学术、科研、临床领域的行业影响力与日俱增，女性中医为发展中医药事业作出的贡献也越来越受到行业认可，在群众中的声誉越来越卓著。

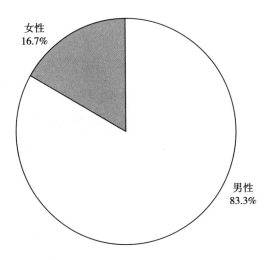

女性
16.7%

男性
83.3%

**图1　第四届国医大师男女比例**

（二）年龄分布

如图2所示，第四届30位国医大师中，60~69岁1人，占总人数的3.33%；70~79岁6人，占总人数的20.00%；80~89岁19人，占总人数的63.33%；90~99岁3人，占总人数的10.00%；100~109岁1人，占总人数的3.33%。第四届国医大师平均年龄为83.1岁，其中80~89岁年龄段人数最多，国医大师年龄偏高主要是因为评选标准要求参评者"从事中医临床或炮制、鉴定等中药临床使用相关工作50年以上，仍坚持临床工作，经验丰富，技术精湛"。

（三）地域分布

第四届30位国医大师工作地区分布如图3所示。其中安徽1人；福建1人；甘肃1人；北京6人；广东1人；广西1人；贵州1人；海南1人；河北1人；河南1人；黑龙江1人；湖北1人；

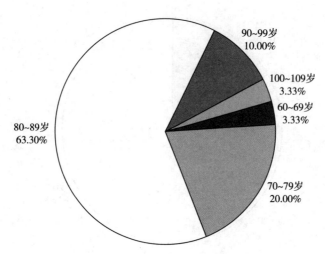

**图2 第四届国医大师年龄比例**

湖南1人；吉林1人；江西1人；辽宁1人；山东1人；山西1人；陕西1人；上海2人；四川1人；天津1人；西藏1人；浙江1人。其中在北京工作的国医大师人数最多，占总人数的20%。

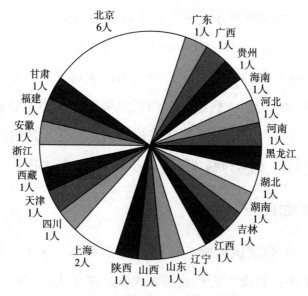

**图3 第四届国医大师工作地区分布**

### （四）所在学科分布

第四届国医大师学科分布如图 4 所示。其中儿科 1 人；妇科 2 人；肛肠科 1 人；骨科 1 人；呼吸科 1 人；急诊科 1 人；民族医 2 人；内科（包括肾脏疾病、糖尿病、内科杂病等）11 人；皮肤科 1 人；脾胃病 1 人；神经内科 1 人；心脑血管 3 人；针灸 1 人；肿瘤 3 人。其中内科（包括肾脏疾病、糖尿病、内科杂病等）人数最多，占全部人数的 36.7%。

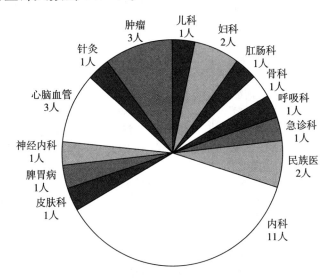

**图 4　第四届国医大师学科分布**

## 二　国医大师网络学术影响力排名情况

学术影响力是衡量一个学者学术成就的重要指标之一，包括对人和对该学术专业的理论和实践的影响，网络则是信息时代的重要工具和资源。本文通过百度学术库对 30 位第四届国医大师的 h 指数、g 指数、点击量和被引量的采集和分析，进行了网络学术影响力排名。这个排名并不能全面反映每位专家的学术成就，仅在一定程度上反映其学术作品在网络上的传播情况和影响力（见表 2、图 5、图 6）。

表 2  "第四届"国医大师学术影响力排名

| 姓名 | h 指数 | 姓名 | g 指数 | 姓名 | 点击量 | 姓名 | 被引量 |
|------|------|------|------|------|------|------|------|
| 张伯礼 | 70 | 张伯礼 | 107 | 施杞 | 30399 | 张伯礼 | 19147 |
| 施杞 | 59 | 施杞 | 95 | 张伯礼 | 20705 | 施杞 | 13220 |
| 王庆国 | 54 | 王庆国 | 83 | 翁维良 | 11879 | 王庆国 | 10974 |
| 姚希贤 | 48 | 韩明向 | 75 | 王庆国 | 10636 | 姚希贤 | 7327 |
| 韩明向 | 42 | 姚希贤 | 70 | 姚希贤 | 8582 | 韩明向 | 6720 |
| 王永钧 | 40 | 翁维良 | 68 | 韩明向 | 6335 | 王永钧 | 5932 |
| 林毅 | 32 | 王永钧 | 65 | 王永钧 | 6111 | 翁维良 | 4944 |
| 翁维良 | 31 | 南征 | 58 | 南征 | 3618 | 南征 | 3813 |
| 南征 | 29 | 林毅 | 44 | 丁樱 | 2665 | 丁樱 | 2856 |
| 丁樱 | 29 | 王新陆 | 42 | 王新陆 | 2616 | 王新陆 | 2489 |
| 王新陆 | 28 | 丁樱 | 41 | 孙申田 | 2428 | 林毅 | 2365 |
| 张静生 | 22 | 潘敏求 | 37 | 林毅 | 2031 | 潘敏求 | 1438 |
| 孙申田 | 20 | 张静生 | 34 | 潘敏求 | 1866 | 张静生 | 1339 |
| 潘敏求 | 18 | 孙申田 | 33 | 黄瑾明 | 1748 | 陈绍宏 | 1191 |
| 陈绍宏 | 18 | 陈绍宏 | 33 | 陈绍宏 | 1390 | 孙申田 | 1190 |
| 王晞星 | 16 | 王晞星 | 30 | 皮持衡 | 1280 | 王晞星 | 1039 |
| 皮持衡 | 16 | 皮持衡 | 27 | 严世芸 | 1269 | 皮持衡 | 862 |
| 严世芸 | 15 | 黄瑾明 | 25 | 张静生 | 1201 | 黄瑾明 | 802 |
| 肖承悰 | 15 | 肖承悰 | 24 | 肖承悰 | 1001 | 严世芸 | 770 |
| 黄瑾明 | 15 | 严世芸 | 22 | 王晞星 | 952 | 肖承悰 | 613 |
| 王自立 | 9 | 李文瑞 | 18 | 李文瑞 | 802 | 李文瑞 | 346 |
| 李文瑞 | 8 | 王自立 | 14 | 王自立 | 378 | 王自立 | 217 |
| 余瀛鳌 | 7 | 林天东 | 11 | 余瀛鳌 | 272 | 余瀛鳌 | 171 |
| 涂晋文 | 6 | 余瀛鳌 | 10 | 陈彤云 | 265 | 林天东 | 122 |
| 林天东 | 6 | 涂晋文 | 10 | 林天东 | 209 | 涂晋文 | 119 |
| 陈民藩 | 5 | 陈彤云 | 10 | 涂晋文 | 201 | 陈彤云 | 119 |
| 陈彤云 | 3 | 陈民藩 | 10 | 陈民藩 | 192 | 陈民藩 | 100 |

注：资料来源于百度学术库检索。

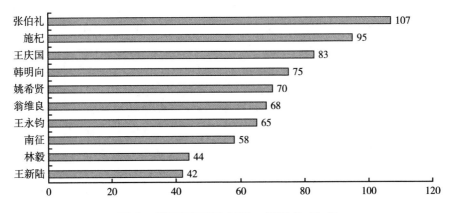

**图 5 第四届国医大师 g 指数前 10 名**

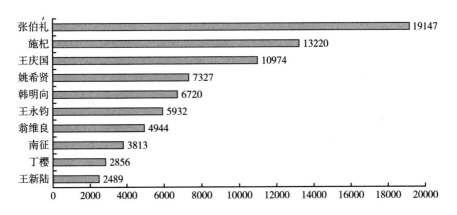

**图 6 第四届国医大师被引量前 10 名**

表 3 对 120 位国医大师的 h 指数、g 指数进行了排名，其中入选国医大师的陈彤云、吉格木德、张磊、何成瑶、旺堆、苏荣扎布、强巴赤列、巴黑·玉素甫、周信有、柴嵩岩、葛琳仪 11 人没有作为作者被单独收录在百度学术库中，因此无法进行指数统计，这里不计入排名。

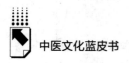

### 表3 四届国医大师h指数、g指数排名

| 排名 | h指数 | | 届次 | 排名 | g指数 | | 届次 |
|---|---|---|---|---|---|---|---|
| 1 | 陈可冀 | 81 | 第二届 | 1 | 王琦 | 154 | 第二届 |
| 2 | 王琦 | 80 | 第二届 | 2 | 陈可冀 | 135 | 第二届 |
| 3 | 张伯礼 | 70 | 第四届 | 3 | 张伯礼 | 107 | 第四届 |
| 4 | 施杞 | 59 | 第四届 | 4 | 施杞 | 95 | 第四届 |
| 5 | 王庆国 | 55 | 第四届 | 5 | 石学敏 | 89 | 第二届 |
| 6 | 石学敏 | 51 | 第二届 | 6 | 王庆国 | 86 | 第四届 |
| 7 | 姚希贤 | 48 | 第四届 | 7 | 韩明向 | 75 | 第四届 |
| 8 | 吴咸中 | 46 | 第一届 | 8 | 吕仁和 | 72 | 第三届 |
| 9 | 吕仁和 | 44 | 第三届 | 9 | 吴咸中 | 71 | 第一届 |
| 10 | 邓铁涛 | 43 | 第一届 | 10 | 周仲瑛 | 69 | 第一届 |
| 11 | 周仲瑛 | 43 | 第一届 | 11 | 姚希贤 | 69 | 第四届 |
| 12 | 韩明向 | 42 | 第四届 | 12 | 邓铁涛 | 66 | 第一届 |
| 13 | 王永钧 | 40 | 第四届 | 13 | 王永钧 | 65 | 第四届 |
| 14 | 李振华 | 39 | 第一届 | 14 | 刘嘉湘 | 64 | 第三届 |
| 15 | 刘嘉湘 | 34 | 第三届 | 15 | 李佃贵 | 58 | 第三届 |
| 16 | 李佃贵 | 34 | 第三届 | 16 | 南征 | 58 | 第四届 |
| 17 | 周岱翰 | 32 | 第三届 | 17 | 洪广祥 | 56 | 第二届 |
| 18 | 林毅 | 32 | 第四届 | 18 | 周岱翰 | 51 | 第三届 |
| 19 | 洪广祥 | 31 | 第二届 | 19 | 韦贵康 | 49 | 第三届 |
| 20 | 丁樱 | 30 | 第四届 | 20 | 杨春波 | 49 | 第三届 |
| 21 | 南征 | 30 | 第四届 | 21 | 晁恩祥 | 48 | 第二届 |
| 22 | 韦贵康 | 29 | 第三届 | 22 | 林毅 | 44 | 第四届 |
| 23 | 王新陆 | 27 | 第四届 | 23 | 张琪 | 43 | 第一届 |
| 24 | 晁恩祥 | 26 | 第二届 | 24 | 李振华 | 42 | 第一届 |
| 25 | 梅国强 | 25 | 第三届 | 25 | 丁樱 | 42 | 第四届 |
| 26 | 杨春波 | 23 | 第三届 | 26 | 王新陆 | 42 | 第四届 |
| 27 | 禤国维 | 23 | 第二届 | 27 | 任继学 | 40 | 第一届 |
| 28 | 卢芳 | 22 | 第三届 | 28 | 梅国强 | 37 | 第三届 |
| 29 | 张静生 | 22 | 第四届 | 29 | 卢芳 | 37 | 第三届 |
| 30 | 周学文 | 20 | 第三届 | 30 | 潘敏求 | 36 | 第四届 |

| 排名 | h 指数 | | 届次 | 排名 | g 指数 | | 届次 |
|---|---|---|---|---|---|---|---|
| 31 | 孙申田 | 20 | 第四届 | 31 | 张志远 | 35 | 第三届 |
| 32 | 王世民 | 19 | 第三届 | 32 | 颜德馨 | 34 | 第一届 |
| 33 | 唐由之 | 19 | 第一届 | 33 | 张静生 | 34 | 第四届 |
| 34 | 张琪 | 18 | 第一届 | 34 | 周学文 | 33 | 第三届 |
| 35 | 张学文 | 18 | 第一届 | 35 | 禤国维 | 33 | 第二届 |
| 36 | 邹燕勤 | 18 | 第三届 | 36 | 朱良春 | 33 | 第一届 |
| 37 | 张志远 | 18 | 第三届 | 37 | 孙申田 | 33 | 第四届 |
| 38 | 陈绍宏 | 18 | 第四届 | 38 | 陈绍宏 | 33 | 第四届 |
| 39 | 潘敏求 | 18 | 第四届 | 39 | 张学文 | 31 | 第一届 |
| 40 | 朱良春 | 17 | 第一届 | 40 | 贺普仁 | 31 | 第一届 |
| 41 | 刘志明 | 17 | 第二届 | 41 | 张镜人 | 31 | 第一届 |
| 42 | 李士懋 | 17 | 第二届 | 42 | 刘志明 | 30 | 第二届 |
| 43 | 颜德馨 | 16 | 第一届 | 43 | 王绵之 | 30 | 第一届 |
| 44 | 任继学 | 16 | 第一届 | 44 | 王晞星 | 30 | 第四届 |
| 45 | 张镜人 | 16 | 第一届 | 45 | 王世民 | 29 | 第三届 |
| 46 | 王晞星 | 16 | 第四届 | 46 | 唐由之 | 28 | 第一届 |
| 47 | 皮持衡 | 16 | 第四届 | 47 | 邹燕勤 | 27 | 第三届 |
| 48 | 段富津 | 15 | 第二届 | 48 | 李士懋 | 27 | 第二届 |
| 49 | 肖承悰 | 15 | 第四届 | 49 | 朱南孙 | 27 | 第三届 |
| 50 | 黄瑾明 | 15 | 第四届 | 50 | 皮持衡 | 27 | 第四届 |
| 51 | 朱南孙 | 14 | 第三届 | 51 | 廖品正 | 26 | 第三届 |
| 52 | 严世芸 | 14 | 第四届 | 52 | 翁维良 | 26 | 第四届 |
| 53 | 贺普仁 | 13 | 第一届 | 53 | 黄瑾明 | 25 | 第四届 |
| 54 | 廖品正 | 13 | 第三届 | 54 | 段富津 | 24 | 第二届 |
| 55 | 郭诚杰 | 13 | 第二届 | 55 | 郭诚杰 | 24 | 第二届 |
| 56 | 王绵之 | 12 | 第一届 | 56 | 肖承悰 | 24 | 第四届 |
| 57 | 陆广莘 | 12 | 第一届 | 57 | 孙光荣 | 22 | 第二届 |
| 58 | 何任 | 12 | 第一届 | 58 | 夏桂成 | 21 | 第二届 |
| 59 | 夏桂成 | 11 | 第二届 | 59 | 徐景藩 | 21 | 第一届 |
| 60 | 王烈 | 11 | 第三届 | 60 | 严世芸 | 21 | 第四届 |

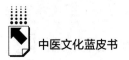

续表

| 排名 | h指数 | | 届次 | 排名 | g指数 | | 届次 |
|---|---|---|---|---|---|---|---|
| 61 | 翁维良 | 11 | 第四届 | 61 | 何任 | 20 | 第一届 |
| 62 | 孙光荣 | 11 | 第二届 | 62 | 陆广莘 | 19 | 第一届 |
| 63 | 郭子光 | 10 | 第一届 | 63 | 颜正华 | 19 | 第一届 |
| 64 | 干祖望 | 10 | 第二届 | 64 | 王烈 | 18 | 第三届 |
| 65 | 张灿玾 | 10 | 第一届 | 65 | 李文瑞 | 18 | 第四届 |
| 66 | 徐景藩 | 10 | 第一届 | 66 | 郑新 | 17 | 第二届 |
| 67 | 李今庸 | 9 | 第二届 | 67 | 尚德俊 | 16 | 第二届 |
| 68 | 金世元 | 9 | 第二届 | 68 | 郭子光 | 16 | 第一届 |
| 69 | 徐经世 | 9 | 第二届 | 69 | 金世元 | 16 | 第二届 |
| 70 | 王自立 | 9 | 第四届 | 70 | 王自立 | 15 | 第四届 |
| 71 | 郑新 | 9 | 第二届 | 71 | 干祖望 | 14 | 第二届 |
| 72 | 石仰山 | 8 | 第二届 | 72 | 路志正 | 13 | 第一届 |
| 73 | 伍炳彩 | 8 | 第三届 | 73 | 张灿玾 | 13 | 第一届 |
| 74 | 熊继柏 | 8 | 第三届 | 74 | 沈宝藩 | 13 | 第三届 |
| 75 | 张震 | 8 | 第三届 | 75 | 李业甫 | 13 | 第三届 |
| 76 | 李文瑞 | 8 | 第四届 | 76 | 石仰山 | 12 | 第二届 |
| 77 | 刘尚义 | 8 | 第二届 | 77 | 李今庸 | 12 | 第二届 |
| 78 | 张大宁 | 7 | 第二届 | 78 | 张震 | 12 | 第三届 |
| 79 | 占堆 | 7 | 第二届 | 79 | 熊继柏 | 11 | 第三届 |
| 80 | 沈宝藩 | 7 | 第三届 | 80 | 徐经世 | 11 | 第二届 |
| 81 | 李业甫 | 7 | 第三届 | 81 | 李济仁 | 11 | 第一届 |
| 82 | 余瀛鳌 | 7 | 第四届 | 82 | 王玉川 | 11 | 第一届 |
| 83 | 路志正 | 6 | 第一届 | 83 | 唐祖宣 | 11 | 第二届 |
| 84 | 尚德俊 | 6 | 第二届 | 84 | 刘尚义 | 11 | 第二届 |
| 85 | 班秀文 | 6 | 第一届 | 85 | 伍炳彩 | 10 | 第三届 |
| 86 | 刘柏龄 | 6 | 第二届 | 86 | 刘祖贻 | 10 | 第二届 |
| 87 | 涂晋文 | 6 | 第四届 | 87 | 刘柏龄 | 10 | 第二届 |
| 88 | 颜正华 | 5 | 第一届 | 88 | 余瀛鳌 | 10 | 第四届 |
| 89 | 刘祖贻 | 5 | 第二届 | 89 | 林天东 | 10 | 第四届 |
| 90 | 李济仁 | 5 | 第一届 | 90 | 涂晋文 | 10 | 第四届 |

续表

| 排名 | h 指数 | | 届次 | 排名 | g 指数 | | 届次 |
|---|---|---|---|---|---|---|---|
| 91 | 王玉川 | 5 | 第一届 | 91 | 班秀文 | 9 | 第一届 |
| 92 | 唐祖宣 | 5 | 第二届 | 92 | 陈民藩 | 9 | 第四届 |
| 93 | 杨震 | 5 | 第四届 | 93 | 许润三 | 8 | 第三届 |
| 94 | 陈民藩 | 5 | 第四届 | 94 | 薛伯寿 | 8 | 第三届 |
| 95 | 林天东 | 5 | 第四届 | 95 | 雷忠义 | 8 | 第三届 |
| 96 | 阮士怡 | 4 | 第二届 | 96 | 吕景山 | 8 | 第二届 |
| 97 | 裘沛然 | 4 | 第一届 | 97 | 杨震 | 8 | 第四届 |
| 98 | 薛伯寿 | 4 | 第三届 | 98 | 裘沛然 | 7 | 第一届 |
| 99 | 雷忠义 | 4 | 第三届 | 99 | 阮士怡 | 6 | 第二届 |
| 100 | 包金山 | 4 | 第三届 | 100 | 尼玛 | 5 | 第三届 |
| 101 | 许润三 | 3 | 第三届 | 101 | 李辅仁 | 4 | 第一届 |
| 102 | 尼玛 | 3 | 第三届 | 102 | 包金山 | 4 | 第三届 |
| 103 | 李辅仁 | 3 | 第一届 | 103 | 段亚亭 | 3 | 第三届 |
| 104 | 刘敏如 | 2 | 第二届 | 104 | 刘敏如 | 2 | 第二届 |
| 105 | 程莘农 | 2 | 第一届 | 105 | 张大宁 | 0 | 第二届 |
| 106 | 吕景山 | 2 | 第二届 | 106 | 占堆 | 0 | 第二届 |
| 107 | 段亚亭 | 2 | 第三届 | 107 | 李玉奇 | 0 | 第一届 |
| 108 | 李玉奇 | 1 | 第一届 | 108 | 方和谦 | 0 | 第一届 |
| 109 | 方和谦 | 1 | 第一届 | 109 | 程莘农 | 0 | 第一届 |

资料来源：百度学术库检索。

图 7 对四届国医大师 h 指数进行汇总排名取前 30 名，其中第一届有 4 人，第二届有 6 人，第三届有 9 人，第四届有 11 人；图 8 对四届国医大师 g 指数进行汇总排名取前 30 名，其中，第一届有 6 人，第二届有 5 人，第三届有 8 人，第四届有 11 人。由此可见，自 2009 年首届国医大师"出炉"至今，历届国医大师的网络学术影响力总体而言稳步攀升。

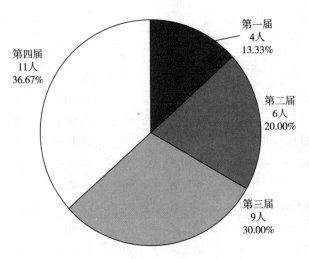

**图 7　四届国医大师 h 指数排名前 30 名占比**

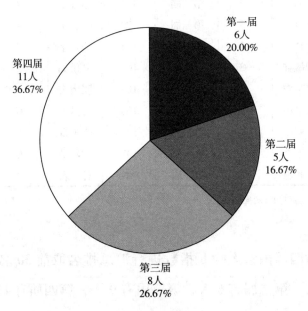

**图 8　四届国医大师 g 指数排名前 30 名占比**

　　表 4 对 120 位国医大师的 h 指数、g 指数进行了汇总排名，其中入选国医大师的周信有、张磊、旺堆、苏荣扎布、强巴赤列、何

成瑶、葛琳仪、柴嵩岩、巴黑·玉素甫9人在百度学术库中没有点击量和被引量统计，这里不计入排名。

**表4  四届国医大师点击量、被引量排名**

| 排名 | 点击量 | | 届次 | 排名 | 被引量 | | 届次 |
|------|--------|------|------|------|--------|------|------|
| 1 | 施杞 | 30374 | 第四届 | 1 | 王琦 | 28895 | 第二届 |
| 2 | 陈可冀 | 29943 | 第二届 | 2 | 陈可冀 | 27629 | 第二届 |
| 3 | 王琦 | 22181 | 第二届 | 3 | 张伯礼 | 19313 | 第四届 |
| 4 | 张伯礼 | 20511 | 第四届 | 4 | 施杞 | 13035 | 第四届 |
| 5 | 石学敏 | 12158 | 第二届 | 5 | 王庆国 | 12096 | 第四届 |
| 6 | 王庆国 | 10506 | 第四届 | 6 | 石学敏 | 11247 | 第二届 |
| 7 | 吴咸中 | 10446 | 第一届 | 7 | 姚希贤 | 7272 | 第四届 |
| 8 | 姚希贤 | 8571 | 第四届 | 8 | 吴咸中 | 6867 | 第一届 |
| 9 | 吕仁和 | 8198 | 第三届 | 9 | 李振华 | 6798 | 第一届 |
| 10 | 周仲瑛 | 6409 | 第一届 | 10 | 韩明向 | 6698 | 第四届 |
| 11 | 韩明向 | 6310 | 第四届 | 11 | 周仲瑛 | 6036 | 第一届 |
| 12 | 刘嘉湘 | 6140 | 第三届 | 12 | 王永钧 | 5965 | 第四届 |
| 13 | 王永钧 | 6084 | 第四届 | 13 | 吕仁和 | 5835 | 第三届 |
| 14 | 邓铁涛 | 5280 | 第一届 | 14 | 邓铁涛 | 5079 | 第一届 |
| 15 | 翁维良 | 5272 | 第四届 | 15 | 李佃贵 | 4777 | 第三届 |
| 16 | 李振华 | 5089 | 第一届 | 16 | 刘嘉湘 | 4539 | 第三届 |
| 17 | 李佃贵 | 4219 | 第三届 | 17 | 南征 | 3867 | 第四届 |
| 18 | 洪广祥 | 3696 | 第二届 | 18 | 洪广祥 | 3306 | 第二届 |
| 19 | 南征 | 3605 | 第四届 | 19 | 周岱翰 | 3055 | 第三届 |
| 20 | 周岱翰 | 3519 | 第三届 | 20 | 丁樱 | 2957 | 第四届 |
| 21 | 张琪 | 3505 | 第一届 | 21 | 韦贵康 | 2846 | 第三届 |
| 22 | 杨春波 | 3398 | 第三届 | 22 | 杨春波 | 2517 | 第三届 |
| 23 | 韦贵康 | 3158 | 第三届 | 23 | 晁恩祥 | 2487 | 第二届 |
| 24 | 晁恩祥 | 2998 | 第二届 | 24 | 王新陆 | 2478 | 第四届 |
| 25 | 夏桂成 | 2722 | 第二届 | 25 | 林毅 | 2365 | 第四届 |
| 26 | 周学文 | 2676 | 第三届 | 26 | 张琪 | 2175 | 第一届 |
| 27 | 丁樱 | 2647 | 第四届 | 27 | 禤国维 | 1693 | 第二届 |

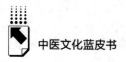

续表

| 排名 | 点击量 | | 届次 | 排名 | 被引量 | | 届次 |
|---|---|---|---|---|---|---|---|
| 28 | 王新陆 | 2597 | 第四届 | 28 | 梅国强 | 1651 | 第三届 |
| 29 | 孙申田 | 2395 | 第四届 | 29 | 任继学 | 1625 | 第一届 |
| 30 | 禤国维 | 2392 | 第二届 | 30 | 卢芳 | 1618 | 第三届 |
| 31 | 颜德馨 | 2235 | 第一届 | 31 | 张志远 | 1427 | 第三届 |
| 32 | 梅国强 | 2119 | 第三届 | 32 | 潘敏求 | 1361 | 第四届 |
| 33 | 林毅 | 2018 | 第四届 | 33 | 张静生 | 1327 | 第四届 |
| 34 | 张志远 | 1962 | 第三届 | 34 | 唐由之 | 1298 | 第一届 |
| 35 | 潘敏求 | 1841 | 第四届 | 35 | 颜德馨 | 1241 | 第一届 |
| 36 | 黄瑾明 | 1736 | 第四届 | 36 | 朱良春 | 1219 | 第一届 |
| 37 | 王世民 | 1727 | 第三届 | 37 | 陈绍宏 | 1214 | 第四届 |
| 38 | 路志正 | 1634 | 第一届 | 38 | 孙申田 | 1213 | 第四届 |
| 39 | 唐由之 | 1633 | 第一届 | 39 | 周学文 | 1206 | 第三届 |
| 40 | 任继学 | 1539 | 第一届 | 40 | 刘志明 | 1164 | 第二届 |
| 41 | 刘志明 | 1502 | 第二届 | 41 | 张学文 | 1116 | 第一届 |
| 42 | 张学文 | 1497 | 第一届 | 42 | 张镜人 | 1053 | 第一届 |
| 43 | 张大宁 | 1482 | 第二届 | 43 | 王晞星 | 1050 | 第四届 |
| 44 | 邹燕勤 | 1383 | 第三届 | 44 | 贺普仁 | 983 | 第一届 |
| 45 | 陈绍宏 | 1378 | 第四届 | 45 | 王世民 | 954 | 第三届 |
| 46 | 张镜人 | 1278 | 第一届 | 46 | 王绵之 | 939 | 第一届 |
| 47 | 皮持衡 | 1261 | 第四届 | 47 | 皮持衡 | 867 | 第四届 |
| 48 | 严世芸 | 1252 | 第四届 | 48 | 邹燕勤 | 855 | 第三届 |
| 49 | 卢芳 | 1245 | 第三届 | 49 | 朱南孙 | 812 | 第三届 |
| 50 | 张静生 | 1182 | 第四届 | 50 | 黄瑾明 | 803 | 第四届 |
| 51 | 廖品正 | 1152 | 第三届 | 51 | 李士懋 | 783 | 第二届 |
| 52 | 王绵之 | 1129 | 第一届 | 52 | 段富津 | 779 | 第二届 |
| 53 | 朱良春 | 1125 | 第一届 | 53 | 翁维良 | 730 | 第四届 |
| 54 | 贺普仁 | 1113 | 第一届 | 54 | 严世芸 | 721 | 第四届 |
| 55 | 肖承悰 | 983 | 第四届 | 55 | 廖品正 | 700 | 第三届 |
| 56 | 郭诚杰 | 971 | 第二届 | 56 | 何任 | 618 | 第一届 |
| 57 | 王晞星 | 924 | 第四届 | 57 | 郭诚杰 | 581 | 第二届 |

| 排名 | 点击量 | | 届次 | 排名 | 被引量 | | 届次 |
|---|---|---|---|---|---|---|---|
| 58 | 干祖望 | 910 | 第二届 | 58 | 肖承悰 | 576 | 第四届 |
| 59 | 李士懋 | 898 | 第二届 | 59 | 孙光荣 | 564 | 第二届 |
| 60 | 朱南孙 | 893 | 第三届 | 60 | 占堆 | 530 | 第二届 |
| 61 | 颜正华 | 889 | 第一届 | 61 | 徐景藩 | 487 | 第一届 |
| 62 | 段富津 | 869 | 第二届 | 62 | 夏桂成 | 481 | 第二届 |
| 63 | 刘敏如 | 790 | 第二届 | 63 | 陆广莘 | 427 | 第一届 |
| 64 | 李文瑞 | 777 | 第四届 | 64 | 颜正华 | 390 | 第一届 |
| 65 | 郑新 | 684 | 第二届 | 65 | 干祖望 | 381 | 第二届 |
| 66 | 尚德俊 | 621 | 第二届 | 66 | 李文瑞 | 345 | 第四届 |
| 67 | 何任 | 620 | 第一届 | 67 | 王烈 | 337 | 第三届 |
| 68 | 王烈 | 522 | 第三届 | 68 | 李今庸 | 308 | 第二届 |
| 69 | 陈彤云 | 506 | 第四届 | 69 | 郑新 | 306 | 第二届 |
| 70 | 刘尚义 | 496 | 第二届 | 70 | 郭子光 | 291 | 第一届 |
| 71 | 陆广莘 | 480 | 第一届 | 71 | 尚德俊 | 286 | 第二届 |
| 72 | 阮士怡 | 449 | 第二届 | 72 | 金世元 | 286 | 第二届 |
| 73 | 石仰山 | 448 | 第二届 | 73 | 王自立 | 260 | 第四届 |
| 74 | 徐景藩 | 434 | 第一届 | 74 | 张灿玾 | 240 | 第一届 |
| 75 | 孙光荣 | 419 | 第二届 | 75 | 李业甫 | 196 | 第三届 |
| 76 | 班秀文 | 418 | 第一届 | 76 | 徐经世 | 190 | 第二届 |
| 77 | 李今庸 | 406 | 第二届 | 77 | 石仰山 | 188 | 第二届 |
| 78 | 刘祖贻 | 390 | 第二届 | 78 | 熊继柏 | 183 | 第三届 |
| 79 | 唐祖宣 | 387 | 第二届 | 79 | 沈宝藩 | 178 | 第三届 |
| 80 | 张震 | 382 | 第三届 | 80 | 张大宁 | 177 | 第二届 |
| 81 | 熊继柏 | 380 | 第三届 | 81 | 路志正 | 176 | 第一届 |
| 82 | 伍炳彩 | 373 | 第三届 | 82 | 余瀛鳌 | 172 | 第四届 |
| 83 | 郭子光 | 369 | 第一届 | 83 | 刘尚义 | 156 | 第二届 |
| 84 | 王自立 | 364 | 第四届 | 84 | 唐祖宣 | 148 | 第二届 |
| 85 | 李业甫 | 361 | 第三届 | 85 | 张震 | 145 | 第三届 |
| 86 | 许润三 | 354 | 第三届 | 86 | 伍炳彩 | 137 | 第三届 |
| 87 | 占堆 | 348 | 第二届 | 87 | 陈彤云 | 133 | 第四届 |

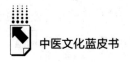

续表

| 排名 | 点击量 | | 届次 | 排名 | 被引量 | | 届次 |
|---|---|---|---|---|---|---|---|
| 88 | 张灿玾 | 323 | 第一届 | 88 | 李济仁 | 130 | 第一届 |
| 89 | 徐经世 | 312 | 第二届 | 89 | 王玉川 | 125 | 第一届 |
| 90 | 刘柏龄 | 312 | 第二届 | 90 | 涂晋文 | 122 | 第四届 |
| 91 | 裘沛然 | 263 | 第一届 | 91 | 刘祖贻 | 114 | 第二届 |
| 92 | 余瀛鳌 | 260 | 第四届 | 92 | 刘柏龄 | 109 | 第二届 |
| 93 | 杨震 | 259 | 第四届 | 93 | 林天东 | 109 | 第四届 |
| 94 | 李玉奇 | 235 | 第一届 | 94 | 班秀文 | 100 | 第一届 |
| 95 | 金世元 | 232 | 第二届 | 95 | 陈民藩 | 89 | 第四届 |
| 96 | 李济仁 | 215 | 第一届 | 96 | 薛伯寿 | 78 | 第三届 |
| 97 | 吕景山 | 204 | 第二届 | 97 | 杨震 | 75 | 第四届 |
| 98 | 沈宝藩 | 202 | 第三届 | 98 | 许润三 | 71 | 第三届 |
| 99 | 林天东 | 201 | 第四届 | 99 | 雷忠义 | 71 | 第三届 |
| 100 | 涂晋文 | 193 | 第四届 | 100 | 吕景山 | 67 | 第二届 |
| 101 | 王玉川 | 186 | 第一届 | 101 | 裘沛然 | 52 | 第一届 |
| 102 | 包金山 | 183 | 第三届 | 102 | 包金山 | 41 | 第三届 |
| 103 | 陈民藩 | 179 | 第四届 | 103 | 尼玛 | 38 | 第三届 |
| 104 | 薛伯寿 | 151 | 第三届 | 104 | 阮士怡 | 37 | 第二届 |
| 105 | 尼玛 | 139 | 第三届 | 105 | 吉格木德 | 34 | 第二届 |
| 106 | 雷忠义 | 109 | 第三届 | 106 | 李玉奇 | 29 | 第一届 |
| 107 | 吉格木德 | 105 | 第二届 | 107 | 方和谦 | 23 | 第一届 |
| 108 | 段亚亭 | 93 | 第三届 | 108 | 程莘农 | 23 | 第一届 |
| 109 | 程莘农 | 93 | 第一届 | 109 | 李辅仁 | 16 | 第一届 |
| 110 | 李辅仁 | 85 | 第一届 | 110 | 段亚亭 | 9 | 第三届 |
| 111 | 方和谦 | 72 | 第一届 | 111 | 刘敏如 | 5 | 第二届 |

资料来源：百度学术库检索。

图9对四届国医大师网络点击量进行汇总排名取前30名，其中第一届有5人，第二届有7人，第三届有7人，第四届有11人；图10对四届国医大师中医论文被引量进行汇总排名取前30名，第

一届有 6 人，第二届有 6 人，第三届有 8 人，第四届有 10 人。可以看出，历届国医大师整体网络学术影响力整体上逐年稳步提升。

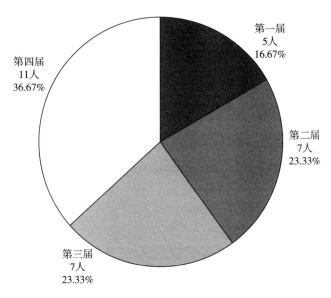

**图 9　四届国医大师点击量前 30 名占比**

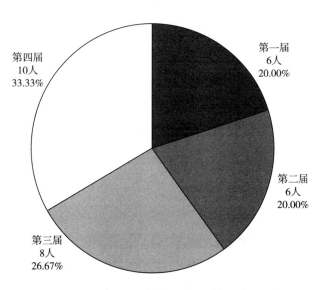

**图 10　四届国医大师被引量前 30 名占比**

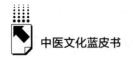

如图 11 所示，第一届国医大师 g 指数总和为 712，第二届为 819，第三届为 707，第四届为 1052；第一届国医大师 h 指数总和为 408，第二届为 482，第三届为 414，第四届为 643，通过 g 指数和 h 指数总和变化可以看出，第一届与第三届国医大师网络学术影响力基本持平，第二届略高，第四届有明显提高。

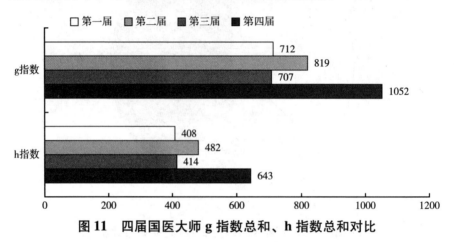

**图 11 四届国医大师 g 指数总和、h 指数总和对比**

如图 12 所示，第一届国医大师被引量总和为 39556，第二届为 82931，第三届为 34276，第四届为 87213；第一届国医大师点击

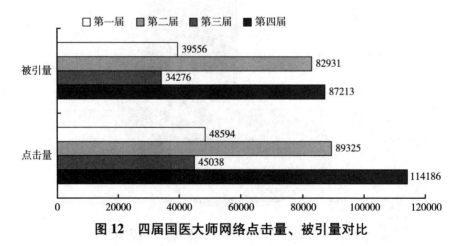

**图 12 四届国医大师网络点击量、被引量对比**

量总和为 48594，第二届为 89325，第三届为 45038，第四届为 114186。可以看出，第二届与第四届国医大师的网络点击量和被引量明显高于第一届和第三届。

# 三 国医大师网络学术影响力存在差异的原因

为何同样身为国医大师，学术影响力方面会有如此巨大的差距？为何有些国医大师的名字并不为普通民众所熟知，却在中医药行业内有着极大的学术影响力？为何有些国医大师医术精湛妙手回春，为中医行业作出过巨大贡献，却在百度学术库中籍籍无名？

## （一）历届国医大师评选要求的变化

从国家中医药管理局网站发布的历届国医大师评选条件来看，主要变化在于对从业时间的限制和对学术继承人培养的要求上。

### 1. 关于从业时间

首届国医大师评选要求从事中医临床或中药工作 55 年以上，第二届和第三届国医大师评选要求从事中医临床或炮制、鉴定等中药临床使用相关工作 50 年以上，第四届国医大师评选要求中并未对从业时间有要求，但要求参评者"一般应为全国名中医"，第四届国医大师中除肖承悰、涂晋文、施杞 3 位以外，其余 27 位均获得过第一届"全国名中医"称号。而第一届"全国名中医"评选要求中对从业时间的要求是 35 年以上。从 55 年到 35 年，综观四届国医大师评选要求，可以看出"从业时间"一项在不断弱化，第二届"全国名中医"的从业时间要求更是减少至 30 年。可以预

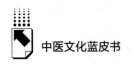

见未来会有越来越多"年轻"的国医大师诞生。

相比于更习惯师带徒传承方式的"高龄"老中医来说，相对年轻一些的中医行业工作者对于学术成果的网络传播更为重视，因此网络学术影响力相对也会更高。

**2. 学术继承人培养**

第一届和第二届国医大师评选条件中关于学术继承人培养的要求是"无私传授独到的学术经验，积极培养学术继承人"，第三届国医大师评选要求参评者"在传承学术、培养继承人方面有较大建树"，第四届国医大师评选要求"在传承学术、培养继承人和传承团队建设方面有较大建树，代表性专著和代表性继承人在中医药行业具有一定影响力"。可以看出国医大师评选对于参评者的学术传承和继承人培养愈加看重。

能够入选国医大师的中医药专家都是中医药行业的领军人才，他们在各自擅长的领域取得的学术成果或许存在差距，但远不及网络学术影响力指数差距这般巨大。究其原因，主要是学术成果的传播和运营方式有所差异。现代社会早已进入信息化时代，人们已经习惯通过网络和新媒体平台去了解和学习知识。国医大师们普遍年龄偏高，他们的学术成果主要靠学术继承人来整理发布和传播，因此国医大师网络学术影响力与其培养学术继承人的能力也有着密不可分的关系。

## （二）科研团队与平台

表5对g指数汇总排名前30工作单位进行了统计，可以看出学术影响力排名靠前的专家基本来自全国知名的中医药大学、医院

以及科研机构。工作单位之间科研实力也是影响国医大师学术影响力的重要原因。如今科研课题的申报与完成，靠的是整个团队的科研能力和水平以及充足的科研经费支持，科研团队的稳定性和连续性也对长期学术项目的成功实施至关重要。学术平台作为提供技术支持、资源采集和信息交流的基础，对学术成果的产生和传播发挥着关键作用。先进的实验设备、数据分析工具以及与其他研究者共享信息的平台，为学者进行科研工作提供了必要的条件。一个科研实力雄厚的工作单位，是学者从事科研工作所倚仗的优质平台和坚实后盾。与此同时，学术成果的质量和影响力也反过来进一步增强团队和平台的声誉，吸引更多高质量人才加入，形成良性循环。

表5 学术影响力（g指数）汇总排名前30工作单位统计

| 排名 | 姓名 | g指数 | 称号 | 工作单位 |
|---|---|---|---|---|
| 1 | 王琦 | 154 | 第二届国医大师 | 北京中医药大学 |
| 2 | 陈可冀 | 135 | 第二届国医大师 | 中国中医科学院 |
| 3 | 张伯礼 | 107 | 第四届国医大师 | 天津中医药大学 |
| 4 | 施杞 | 95 | 第四届国医大师 | 上海中医药大学 |
| 5 | 石学敏 | 89 | 第二届国医大师 | 天津中医药大学 |
| 6 | 王庆国 | 86 | 第四届国医大师 | 北京中医药大学 |
| 7 | 韩明向 | 75 | 第四届国医大师 | 安徽中医药大学第一附属医院 |
| 8 | 吕仁和 | 72 | 第三届国医大师 | 北京中医药大学东直门医院 |
| 9 | 吴咸中 | 71 | 第一届国医大师 | 天津医科大学 |
| 10 | 周仲瑛 | 69 | 第一届国医大师 | 南京中医药大学 |
| 11 | 姚希贤 | 69 | 第四届国医大师 | 河北医科大学第二医院 |
| 12 | 邓铁涛 | 66 | 第一届国医大师 | 广州中医药大学 |
| 13 | 王永钧 | 65 | 第四届国医大师 | 杭州市中医院 |
| 14 | 刘嘉湘 | 64 | 第三届国医大师 | 上海中医药大学附属龙华医院 |

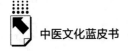

续表

| 排名 | 姓名 | g 指数 | 称号 | 工作单位 |
|------|------|--------|------|----------|
| 15 | 李佃贵 | 58 | 第三届国医大师 | 河北省中医院 |
| 16 | 南征 | 58 | 第四届国医大师 | 长春中医药大学附属医院 |
| 17 | 洪广祥 | 56 | 第二届国医大师 | 江西中医药大学 |
| 18 | 周岱翰 | 51 | 第三届国医大师 | 广州中医药大学第一附属医院 |
| 19 | 韦贵康 | 49 | 第三届国医大师 | 广西中医药大学 |
| 20 | 杨春波 | 49 | 第三届国医大师 | 福建中医药大学附属第二人民医院 |
| 21 | 晁恩祥 | 48 | 第二届国医大师 | 中日友好医院 |
| 22 | 林毅 | 44 | 第四届国医大师 | 广州中医药大学第二附属医院 |
| 23 | 张琪 | 43 | 第一届国医大师 | 黑龙江中医药大学 |
| 24 | 李振华 | 42 | 第一届国医大师 | 河南中医药大学 |
| 25 | 丁樱 | 42 | 第四届国医大师 | 河南中医药大学第一附属医院 |
| 26 | 王新陆 | 42 | 第四届国医大师 | 山东中医药大学 |
| 27 | 任继学 | 40 | 第一届国医大师 | 长春中医药大学附属医院 |
| 28 | 梅国强 | 37 | 第三届国医大师 | 湖北中医药大学 |
| 29 | 卢芳 | 37 | 第三届国医大师 | 哈尔滨市中医医院 |
| 30 | 潘敏求 | 36 | 第四届国医大师 | 湖南省中医药研究院 |

资料来源：国家中医药管理局官网。

四届国医大师 g 指数前 30 名工作单位分布情况如图 13 所示，其中工作单位为北京中医药大学及其附属医院和广州中医药大学及其附属医院人数最多，均为 3 人；天津中医药大学、上海中医药大学及其附属医院、河南中医药大学及其附属医院和长春中医药大学附属医院各 2 人；中国中医科学院、中日友好医院、天津医科大学、山东中医药大学、南京中医药大学、江西中医药大学、湖南省中医药研究院、湖北中医药大学、黑龙江中医药大学、河北医科大学第二医院、河北省中医院、杭州市中医院、哈尔滨市中医医院、广西中医药大学、福建中医药大学附属第二人民医院和安徽中医药大学第一附属医院各 1 人。不难看出，以北京中医药大学、广州中医药大学为首的中医类高校的科研资源优势明显。

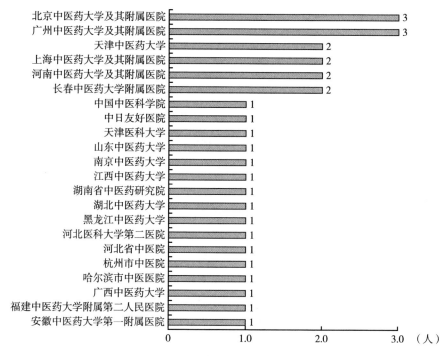

**图 13　g 指数排名前 30 专家工作单位分布情况**

国医大师评选自 2009 年起至今已历经 15 年的时间，评选标准也在顺应时代的发展不断修改和完善，女性占比的提升，"年轻"血液的注入，整体网络学术影响力的增强，都是国医大师与时俱进的有力证明。而时至今日，国医大师擅长学科分布不均、男女比例悬殊，个人网络学术影响力差异明显，仍是无法忽视的问题。正如孙春兰副总理在第四届国医大师表彰大会上强调的"要遵循中医药发展规律，持续深化改革、守正创新、开放合作，加强中医药服务体系、人才队伍、科研能力建设"，才能让中医药这一古老而璀

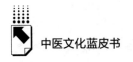

璨的中华传统文化瑰宝紧跟时代发展的脚步，焕发出新的活力和光彩。

## 参考文献

国家中医药管理局：《关于评选首届"国医大师"的通知》，国家中医药管理局，2008 年 11 月 5 日，http：//www. natcm. gov. cn/renjiaosi/zhengcewenjian/2018-03-24/2040. html。

国家中医药管理局：《人力资源社会保障部国家卫生计生委国家中医药局关于评选第二届国医大师的通知》，国家中医药管理局，2013 年 11 月 12 日，http：//www. natcm. gov. cn/renjiaosi/zhengcewenjian/2018－03－24/1920. html。

国家中医药管理局：《人力资源社会保障部、国家卫生计生委、国家中医药局关于评选国医大师、全国名中医的通知》，国家中医药管理局，2016 年 11 月 30 日，http：//www. natcm. gov. cn/renjiaosi/zhengcewenjian/2018－03-24/1848. html。

国家中医药管理局：《人力资源社会保障部 国家卫生健康委 国家中医药局关于评选第四届国医大师的通知》，国家中医药管理局，2021 年 11 月 5 日，http：//www. natcm. gov. cn/xinxifabu/ztxx/2021-11-05/23097. html。

国家中医药管理局：《国家中医药管理局办公室关于召开国医大师表彰暨座谈会的通知》，国家中医药管理局，2009 年 6 月 16 日，http：//www. natcm. gov. cn/renjiaosi/zhengcewenjian/2018-03-24/2027. html。

国家中医药管理局：《人力资源社会保障部国家卫生计生委国家中医药局关于表彰第二届国医大师的决定》，国家中医药管理局，2014 年 11 月 13 日，http：//www. natcm. gov. cn/renjiaosi/zhengcewenjian/2018-03-24/1902. html。

国家中医药管理局：《人力资源社会保障部 国家卫生计生委 国家中医药局关于表彰国医大师、全国名中医的决定》，国家中医药管理局，2017 年 7 月 7 日，http：//www. natcm. gov. cn/renjiaosi/zhengcewenjian/2018－03－

24/1831. html。

国家中医药管理局：《关于第四届国医大师拟表彰人选公示的公告》，国家中医药管理局，2022 年 2 月 8 日，http：//www. natcm. gov. cn/xinxifabu/ztxx/2022-02-07/24582. html。

# Abstract

With the continuous increase in residents' health awareness and health literacy, the demand for traditional Chinese medicine (TCM) has been growing, especially in areas such as preventive healthcare and chronic disease management. TCM is widely welcomed for its unique advantages of being simple, convenient, effective, and affordable. In recent years, TCM's unique role in major epidemic prevention and control has drawn increasing attention and recognition. In disease prevention, treatment, and rehabilitation, TCM can complement Western medicine, promoting mutual enhancement to maintain and improve public health. Since the 18th National Congress, the Party and government have attached great importance to the development of TCM, issuing significant documents such as the "14th Five-Year Plan for TCM Development," "Opinions of the CPC Central Committee and the State Council on Promoting the Inheritance and Innovation Development of TCM," and "Several Policies and Measures of the General Office of the State Council for Accelerating the Characteristic Development of TCM." Fully leveraging the unique advantages of TCM has become an important feature of China's health and wellness initiatives.

With ongoing technological progress and deepening healthcare system reforms, TCM is also innovating and developing. In enhancing the quality and development of TCM healthcare services, national and local efforts are exploring high-quality development paths for TCM hospitals, reforming TCM healthcare payment methods, and advancing the construction of smart TCM hospitals integrating smart healthcare, services, and management. This is in line with the national development plan and technological trends, developing internet healthcare, and accumulating rich practical experience. In TCM industry development, the upstream and downstream of the industry chain are strengthening cooperation for resource sharing, enhancing TCM brand and industrial base construction, and promoting industrial cluster development and upgrade. In terms of cultural inheritance and development, since the "14th Five-Year Plan," TCM culture construction has been included in the overall layout of the project to inherit and develop outstanding Chinese traditional culture, with new projects to promote TCM culture. Localities are formulating a series of inheritance and development measures based on development practices.

From 2022 to 2023, TCM made significant progress in medical reform and service development, industry, and cultural dissemination. To systematically summarize the current situation and issues in TCM development, highlighting its advantages and contributions while acknowledging the industry's difficulties and challenges, Beijing University of Chinese Medicine has published a series of "Blue Books on TCM Culture" based on continuous editing and publishing. Focusing on the high-quality development of the TCM field in 2022—2023, through field research, surveys, statistical analysis, literature review, and case studies, the series comprehensively organizes and deeply analyzes important topics in various aspects. The goal is to promote high-quality, sustainable development of TCM and better serve the Healthy China strategy.

The overall report details the high-quality development of TCM, presenting its highlights and issues based on field research data, and reflecting residents' perceptions and evaluations of TCM development.

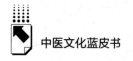
Sub-reports include TCM medical reform and service development, TCM industry development, and TCM culture dissemination. The medical reform and service development section focuses on characteristic reforms and local examples of internet healthcare services, showing that diverse payment reform methods have promoted high-quality development of TCM hospitals, with precise integration of DRG payment reform into hospital operation management as a key direction. With the overall improvement in TCM information technology, the application scenarios of TCM internet healthcare services need optimization, and the public's awareness, use, and trust in internet healthcare need enhancement, along with some development issues in internet TCM hospital information services. The industry development section shows TCM industry's huge potential and market space but notes issues like fragmentation and homogenization in TCM health tourism; regional imbalances in TCM industry development, with the western and central regions performing well in TCM resources and the eastern region in production and sales. The culture dissemination section indicates that TCM culture dissemination has reached a new level, with emerging new subjects, contents, and forms, but the quality of dissemination content varies, and effective dissemination is yet to be achieved, calling for strengthening mainstream TCM opinions and enhancing cultural dissemination efficacy.

This book aims to objectively showcase TCM's significant achievements and stimulate society-wide attention to TCM, better consolidating efforts from the government, industry, academia, and the public towards TCM's robust development, contributing more to human health.

**Keywords**: Traditional Chinese Medicine; High-Quality Development; TCM Industry; TCM Culture

# Contents

## I  General Report

**Abstract**: This study revolves around the concept of high-quality development in traditional Chinese medicine ( TCM ), systematically elaborating on the current status and achievements of TCM's high-quality development from aspects such as structural optimization, mode transformation, collaborative integration, element support, and cultural leadership. Employing survey research methods, a questionnaire on the cognition and evaluation of TCM's high-quality development was distributed to a total of 448 residents nationwide, reflecting their expectations and concerns for TCM development and more accurately grasping the development trends and industry demand changes in the TCM sector. The results indicate that residents' expectations and perceptions of the level and quality of TCM services are closely linked to the talent pool and future training, highlighting TCM professionals as a crucial factor affecting

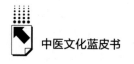
TCM development. Additionally, there is room for improvement in the popularity of smart TCM diagnostic and treatment equipment, and the cultural and informational dissemination of TCM needs to be strengthened. Based on the survey results, to precisely meet residents' TCM service needs and expectations, the study suggests continuously strengthening the construction of the TCM talent pool, summarizing reform and development experiences, and introducing a national implementation plan for reforming TCM healthcare payment methods. Furthermore, it recommends a joint effort between government and enterprises to promote high-quality TCM development and solidify and enhance public recognition of TCM development.

**Keywords:** Traditional Chinese Medicine; High-Quality Development; Resident Perception and Evaluation

# II  TCM Medical Service Reform and Development

**B**.2  Research on High-Quality Development of Public

*Liu Xiaolin, Jiang Yunxia, Fu Xiaotong and Li Jiongran* / 022

**Abstract:** As an important part of the traditional Chinese medicine industry, public traditional Chinese medicine hospitals play a crucial role in the high-quality development of traditional Chinese medicine. This study analyzes the achievements of public traditional Chinese medicine hospitals in terms of strengthening base construction, discipline construction, patient experience, talent team construction, scientific research innovation, digital and information technology, international cooperation and exchange, cultural construction, and other aspects.

However, there is still insufficient talent support at present, Problems such as imbalanced disciplinary development, imbalanced medical resources, insufficient technological level and research investment. Propose specific countermeasures and suggestions based on the problems faced by the high-quality development of traditional Chinese medicine hospitals.

**Keywords**: Public Traditional Chinese Medicine Hospital; Traditional Chinese Medicine; High Quality Development; Inheritance and Innovation

**B**. 3　Research on the Development Status of Internet Chinese

Medicine Hospital Information Service in 2022

*Zhai Xing , Nie Yaqing and Zhu Xinyu / 041*

**Abstract**: Since the "13th Five－Year Plan", China has emphasized the importance and strategic significance of comprehensively upgrading the informatization level of traditional Chinese medicine, and the Internet Chinese medicine hospital is a new direction for the continuous development of Chinese medicine hospital informatization under the new situation. In order to better promote the development of information services in Internet Chinese medicine hospitals, this report divides China's geography into four regions according to the standards of social and economic development: the northeast, the east, the middle and the west, each region selected 3 representative internet Chinese medicine hospitals as the research object, and investigates the current status of information service development of a total of 12 Internet Chinese medicine hospitals in the four regions, and compares and

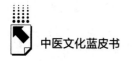
discusses them in seven aspects, namely, the efficiency of information service, the usability of Information Service, the protection of privacy information, the comprehensiveness of Information Service, the accessibility of information service, the responsiveness of platform and the characteristics of traditional Chinese medicine, using comparative method and statistical analysis method. Finally, this report summarizes some problems existing in the development of Internet Chinese medicine hospital information services based on the research results, and in this regard, it puts forward countermeasure suggestions to optimize and improve the quality of Internet Chinese medicine hospital information services.

**Keywords:** Internet Hospital of Traditional Chinese Medicine; Information Service; Informatization of Chinese Medicine Hospital

**B . 4** Survey on the Utilization of Chinese Medicine Internet

Diagnosis and Treatment Services in 2023

*Zheng Qiuying, Cao Ning, Li Quanjiang and Qian Qianrui / 063*

**Abstract:** With the development of digital technology and the state's promotion of digitalisation in various fields and industries, Chinese medicine medical service has been extended from in-hospital to out-of-hospital, expanding the service radius of Chinese medicine hospitals. This survey reviews the policy background of the development of Chinese medicine Internet medical services, and clarifies the application scenarios of Chinese medicine Internet medical services. The survey adopts the questionnaire survey method, conducts a self-administered questionnaire survey, and distributes questionnaires nationwide by members of the survey team through the quota sampling method that proposes to divide the three indicators of region, gender, and age structure as the controlling characteristics, and investigates the specific behaviours of the patients in the pre-diagnosis, diagnosis, and post-diagnosis of their use of Chinese medicine Internet medical services, and finally obtains the quota sample. and after the consultation, and finally obtained 420 questionnaires from the quota sample. Overall, the current use rate of online outpatient registration (77. 6%) is the highest among TCM Internet services; the largest number of patients have a need for health management, accounting for 88% of the total; monthly income has the significantly impact on patients' choice of TCM Internet diagnosis and treatment services ( P = 0. 006 <0. 05 ); and there are still great concerns among patients about the risks of TCM Internet diagnosis and treatment services, with 82. 4% of the respondents expressing concerns about the accuracy of online diagnosis and treatment. Through the analysis of the specific situation, Chinese medicine Internet hospitals should not only gradually improve the pricing of Chinese medicine Internet hospital diagnosis and treatment services, but also continuously optimise the user experience of Chinese medicine Internet diagnosis and treatment platforms through the collection of patients' feedback data, so as to attract more patients to choose and trust the Internet hospitals; at the same time, it is necessary to strengthen the recommendation of the excellent Chinese medicine Internet hospital platforms and publicity, so as to make them gradually come into people's view.

**Keywords**: " Internet + Chinese Medicine "; Chinese Medicine Internet Hospital; High-Quality Developme

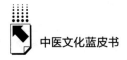
**B** . 5   Explorative Reform of Medical Insurance Payment Methods

for Traditional Chinese Medicine ( TCM ) in Rizhao City ,

Shandong Province

*Kong Guoshu , Zhao Jixiao , Yu Hongwei and Song Zhen* / 086

**Abstract**: Purpose: To explore the effects of the implementation
of Traditional Chinese Medicine ( TCM ) medical insurance payment
reform in Rizhao City, Shandong Province. Methods: Through expert
consultation and literature review, three dimensions of evaluation for
DRG payment reform were established: "capability", "efficiency",
and "safety". Relevant technical indicator data were extracted using
the HIS system of TCM hospitals in Rizhao City and the CN-DRG
platform. Statistical analysis methods such as comparative analysis using
charts, radar charts, and efficiency quadrant charts were utilized for
evaluation. Results: In terms of "capability": TCM hospitals in Rizhao
City are in the "first echelon" of regional comprehensive diagnosis and
treatment, playing a leading role in regional diagnosis and treatment. In
terms of "efficiency": TCM hospitals in Rizhao City are in the stage of
overall improvement, but there are still some clinical departments with
efficiency at a relatively low level, indicating room for improvement. In
terms of "safety": the low-risk group mortality rates were 0. 05%,
0. 03%, and 0% respectively from 2020 to 2022, indicating a
continuous improvement in medical safety. Conclusion: With the
assistance of the "three inclinations" policy in Rizhao City, significant
achievements have been made in the implementation of TCM medical
insurance payment reform in TCM hospitals in Rizhao City. Exploring a
TCM medical insurance payment reform model with DRG payment

reform as the main focus and multiple payment methods coexisting is the direction for future research.

**Keywords:** Traditional Chinese Medicine Medical Insurance; Payment Reform; DRG; High-Quality Development

**B**.6　TheRelationship between the Practice Environment and

Quality of Life of Medical Personnel in Gannan District

of Jiangxi Province under Sudden Public Health Incidents

*Wu Shaohua, Yao Yuan, Xia Yu and Jin Tongyang* / 105

**Abstract:** In the event of a public health emergency, medical personnel rush to the front line to save lives and assist the injured, but the special professional environment also affects the quality of life of medical personnel themselves. This article adopts a convenient sampling method and uses Questionnaire Star to conduct a survey, exploring the relationship between factors such as workload, social recognition, perception of changes in social recognition, management support, resource support, and sense of work significance in the practice environment and quality of life in the event of a sudden public health incident. It was found that the practicing environment and quality of life scores of the surveyed medical personnel were generally good, but the scores of personnel in traditional Chinese medicine departments were low. The four dimensions of "social recognition", "cognition of changes in social recognition", "resource support", and "management support" in the occupational environment had a positive impact on the quality of life scores of medical personnel. It is recommended to improve

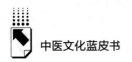

the practice environment of traditional Chinese medicine practitioners, pay attention to the quality of life of practitioners in traditional Chinese medicine departments, plan the workload of medical personnel reasonably, establish a social image of mountain painting for medical personnel, and increase management and resource support during special periods.

**Keywords**: Sudden Public Health Emergencies; Medical Personnel; Practice Environment; Quality of Life

# Ⅲ TCM Industry Development

**B**.7 Research on the Development of Chinese Medicine Industry

in China, 2022 *Zhou Jing, Yang Yi and Liu Xinglin* / 125

**Abstract**: Starting from the concept of Chinese medicine industry, this report centers on the policies related to the development of Chinese medicine industry, market scale and key enterprises. Based on the classification method of three industries, it adopts the expert consultation method to form the evaluation index system of Chinese medicine industry including 7 evaluation indexes, and applies the factor analysis method to evaluate the development of Chinese medicine industry in 31 provinces (autonomous regions and municipalities) of China in 2022. The results show that there is a regional development imbalance in the development of Chinese medicine industry in China. The western and central regions perform better in TCM resources, while the eastern region has obvious advantages in TCM production and sales, but is slightly weaker in TCM resources. The development of China's TCM industry cannot be separated from the joint promotion of various factors such as policy support, market demand, scientific and technological innovation and internationalization development.

**Keywords:** Traditional Chinese Medicine Industry; District Development; High-Quality Development

**B**.8    Research Hotspots and Trend Analysis of the Development of Traditional Chinese Medicine Industry under the Perspective of Healthy China                *Bai Simin, Huang Youliang* / 149

**Abstract:** With the implementation of the "Healthy China 2030" planning outline, the Traditional Chinese Medicine (TCM) industry, as one of our country's traditional industries with competitive advantages, has received unprecedented attention. This paper aims to discuss the current development status, research hotspots, and future trends of the TCM industry under the context of Healthy China, in order to provide references for subsequent related research. From the perspective of development hotspots, under the promotion of the Healthy China strategy, the TCM industry is showing a trend of diversification, innovation, and modernization. Traditional TCM therapies are further promoted and inherited, deeply integrating with fields such as biotechnology and information technology, injecting new vitality into the modernization of TCM. In terms of development trends, the TCM industry continues to make new breakthroughs in R&D innovation, the perfection of the industrial chain, and international progress. At the same time, the TCM industry still needs to continue efforts in the

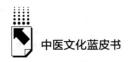

improvement of policy and regulatory systems, the unification of industry standards, and the cultivation of professional talents.

**Keywords:** Traditional Chinese Medicine Industry; Integrated Development; High-Quality Development

**B**.9   A Study on the Current Status, Trends, and Strategies of Development of Traditional Chinese Medicine Health Rehabilitation Tourism Resources in Liaoning Region

*Jiang Yijiao* / 176

**Abstract:** The development of economic and adjustment of industrial structure promote the increasing demands for health and wellness tourism. The health and wellness tourism of traditional Chinese medicine is a new mode among traditional Chinese medicine, health care and tourism under the background of multi-industry integration. The attention of national related traditional Chinese medicine health tourism has been increasing year by year, in different regions, the development of traditional Chinese medicine health care is also different by the regional resources. In Liaoning Province, the opportunities and challenges coexist in the development of traditional Chinese medicine health tourism industry. The paper takes the national policy in the field of traditional Chinese medicine health care tourism as the background of great development, and introduces the current development trend of traditional Chinese medicine health tourism resources from four aspects: regional policy, natural resources, human resources and integration mode of traditional Chinese medicine health tourism. Meanwhile, exploring five problems in this area, such as poor resource integration, homogenization of models, and cognitive bias, and in view of these existing problems, the paper puts forward several research strategies and suggestions for the future development of this field, such as refining policy implementation, improving resource efficiency, highlighting regional characteristics, and improving product awareness.

**Keywords**: Health and wellness Tourism; Traditional Chinese Medicine; Liaoning Province

# Ⅳ TCM Culture Communication

**B**. 10 Research on the Cultural Communication Contents and Strategies of Traditional Chinese Medicine (TCM) in 2022—2023

*Yao Xiangning, Zhao Jin and Guo Ping* / 195

**Abstract**: This research analyzes the cultural communication pathways and contents of Chinese Medicine (TCM) on Internet. Based on big-data/AI methods, the research team summarizes the latest progress and achievements of cultural communication of TCM in 2022 − 2023, from the aspects of "communication subject" "communication content" and "communication method". Additionally, this research identifies the existing dilemmas and problems on the cultural communication of TCM, aiming to provide feasible implementation strategies for government department to take into account. Hopefully, Such suggestion could finally contribute to the formation of a better Cultural Communication Situation for TCM, as well as creating a better social

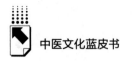

atmosphere for the development of TCM.

**Keywords**: Cultural Communication of TCM; Communication; High-Quality Development

**B**.11   The Present Situation and Trend of Chinese Medicine Culture Communication: A Multi-dimensional Analysis of Policy, Academic and Media   *Jiang Jiebing*, *Zhang Ruijia* / 213

**Abstract**: Traditional medicine is an important carrier of excellent traditional culture, which plays an important role in promoting cultural exchange and maintaining public health. This study analyzes and discusses the present situation and trends of the cultural communication of traditional Chinese medicine, especially its performance and influence in three key levels: national policy, academic research and media reports. By systematically sorting out the reports on Chinese medicine in People's Daily and People's Daily, this paper reveals the various functions of Chinese medicine as an important carrier of traditional culture in China, including its influence in national policy propaganda, cultural inheritance, health preservation and scientific research, and its positive contributions to promoting cultural diversity and international exchange.

**Keywords**: Traditional Chinese Medicine Culture; Cultural Dissemination; People's Daily

**B**.12  Analysis of the Basic Information of the Forth Session of

TCM Masters and Annual Internet Academic Influence

*Li Jingyi, Jiang Tianjie, Huang Sihan and Zhao Zhan / 229*

**Abstract**: This article analyzes the annual data of the fourth session of National TCM Masters, comparing the age, workplace, expertise, outstanding contributions of 30 TCM Masters, and ranks their online academic influence. It also compares and analyzes the differences in online academic influence among the previous four sessions of National TCM Masters, finding that the overall online academic influence of National TCM Masters has been steadily increasing year by year. It also analyzes the reasons for the differences in online academic influence of National TCM Masters from the aspects of the selection requirements of previous National TCM Masters and the research platforms of National TCM Masters.

**Keywords**: Fourth Session of National TCM Masters; G Index; H Index; Online Academic Influence

社会科学文献出版社

# 皮 书
## 智库成果出版与传播平台

### ❖ 皮书定义 ❖

皮书是对中国与世界发展状况和热点问题进行年度监测，以专业的角度、专家的视野和实证研究方法，针对某一领域或区域现状与发展态势展开分析和预测，具备前沿性、原创性、实证性、连续性、时效性等特点的公开出版物，由一系列权威研究报告组成。

### ❖ 皮书作者 ❖

皮书系列报告作者以国内外一流研究机构、知名高校等重点智库的研究人员为主，多为相关领域一流专家学者，他们的观点代表了当下学界对中国与世界的现实和未来最高水平的解读与分析。

### ❖ 皮书荣誉 ❖

皮书作为中国社会科学院基础理论研究与应用对策研究融合发展的代表性成果，不仅是哲学社会科学工作者服务中国特色社会主义现代化建设的重要成果，更是助力中国特色新型智库建设、构建中国特色哲学社会科学"三大体系"的重要平台。皮书系列先后被列入"十二五""十三五""十四五"时期国家重点出版物出版专项规划项目；自2013年起，重点皮书被列入中国社会科学院国家哲学社会科学创新工程项目。

# 皮书网

（网址：www.pishu.cn）

发布皮书研创资讯，传播皮书精彩内容
引领皮书出版潮流，打造皮书服务平台

## 栏目设置

◆**关于皮书**

何谓皮书、皮书分类、皮书大事记、
皮书荣誉、皮书出版第一人、皮书编辑部

◆**最新资讯**

通知公告、新闻动态、媒体聚焦、
网站专题、视频直播、下载专区

◆**皮书研创**

皮书规范、皮书出版、
皮书研究、研创团队

◆**皮书评奖评价**

指标体系、皮书评价、皮书评奖

## 所获荣誉

◆2008 年、2011 年、2014 年，皮书网均
在全国新闻出版业网站荣誉评选中获得
"最具商业价值网站"称号；
◆2012 年，获得"出版业网站百强"称号。

## 网库合一

2014年，皮书网与皮书数据库端口合
一，实现资源共享，搭建智库成果融合创
新平台。

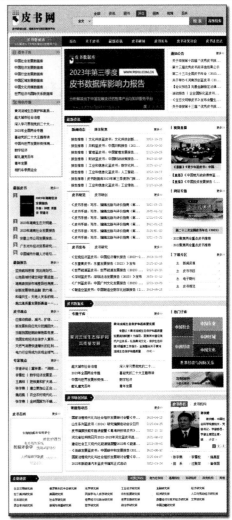

皮书网

"皮书说"
微信公众号

# 权威报告·连续出版·独家资源

# 皮书数据库
## ANNUAL REPORT(YEARBOOK)
## DATABASE

## 分析解读当下中国发展变迁的高端智库平台

### 所获荣誉

- 2022年，入选技术赋能"新闻+"推荐案例
- 2020年，入选全国新闻出版深度融合发展创新案例
- 2019年，入选国家新闻出版署数字出版精品遴选推荐计划
- 2016年，入选"十三五"国家重点电子出版物出版规划骨干工程
- 2013年，荣获"中国出版政府奖·网络出版物奖"提名奖

皮书数据库

"社科数托邦"
微信公众号

### 成为用户

　　登录网址www.pishu.com.cn访问皮书数据库网站或下载皮书数据库APP，通过手机号码验证或邮箱验证即可成为皮书数据库用户。

### 用户福利

- 已注册用户购书后可免费获赠100元皮书数据库充值卡。刮开充值卡涂层获取充值密码，登录并进入"会员中心"—"在线充值"—"充值卡充值"，充值成功即可购买和查看数据库内容。
- 用户福利最终解释权归社会科学文献出版社所有。

社会科学文献出版社 皮书系列
SOCIAL SCIENCES ACADEMIC PRESS (CHINA)

卡号：83495827461
密码：

数据库服务热线：010-59367265
数据库服务QQ：2475522410
数据库服务邮箱：database@ssap.cn
图书销售热线：010-59367070/7028
图书服务QQ：1265056568
图书服务邮箱：duzhe@ssap.cn

# S 基本子库
## UB DATABASE

## 中国社会发展数据库（下设12个专题子库）

紧扣人口、政治、外交、法律、教育、医疗卫生、资源环境等12个社会发展领域的前沿和热点，全面整合专业著作、智库报告、学术资讯、调研数据等类型资源，帮助用户追踪中国社会发展动态、研究社会发展战略与政策、了解社会热点问题、分析社会发展趋势。

## 中国经济发展数据库（下设12专题子库）

内容涵盖宏观经济、产业经济、工业经济、农业经济、财政金融、房地产经济、城市经济、商业贸易等12个重点经济领域，为把握经济运行态势、洞察经济发展规律、研判经济发展趋势、进行经济调控决策提供参考和依据。

## 中国行业发展数据库（下设17个专题子库）

以中国国民经济行业分类为依据，覆盖金融业、旅游业、交通运输业、能源矿产业、制造业等100多个行业，跟踪分析国民经济相关行业市场运行状况和政策导向，汇集行业发展前沿资讯，为投资、从业及各种经济决策提供理论支撑和实践指导。

## 中国区域发展数据库（下设4个专题子库）

对中国特定区域内的经济、社会、文化等领域现状与发展情况进行深度分析和预测，涉及省级行政区、城市群、城市、农村等不同维度，研究层级至县及县以下行政区，为学者研究地方经济社会宏观态势、经验模式、发展案例提供支撑，为地方政府决策提供参考。

## 中国文化传媒数据库（下设18个专题子库）

内容覆盖文化产业、新闻传播、电影娱乐、文学艺术、群众文化、图书情报等18个重点研究领域，聚焦文化传媒领域发展前沿、热点话题、行业实践，服务用户的教学科研、文化投资、企业规划等需要。

## 世界经济与国际关系数据库（下设6个专题子库）

整合世界经济、国际政治、世界文化与科技、全球性问题、国际组织与国际法、区域研究6大领域研究成果，对世界经济形势、国际形势进行连续性深度分析，对年度热点问题进行专题解读，为研判全球发展趋势提供事实和数据支持。